大展好書　好書大展

品嘗好書　冠群可期

大展好書　好書大展
品嘗好書　冠群可期

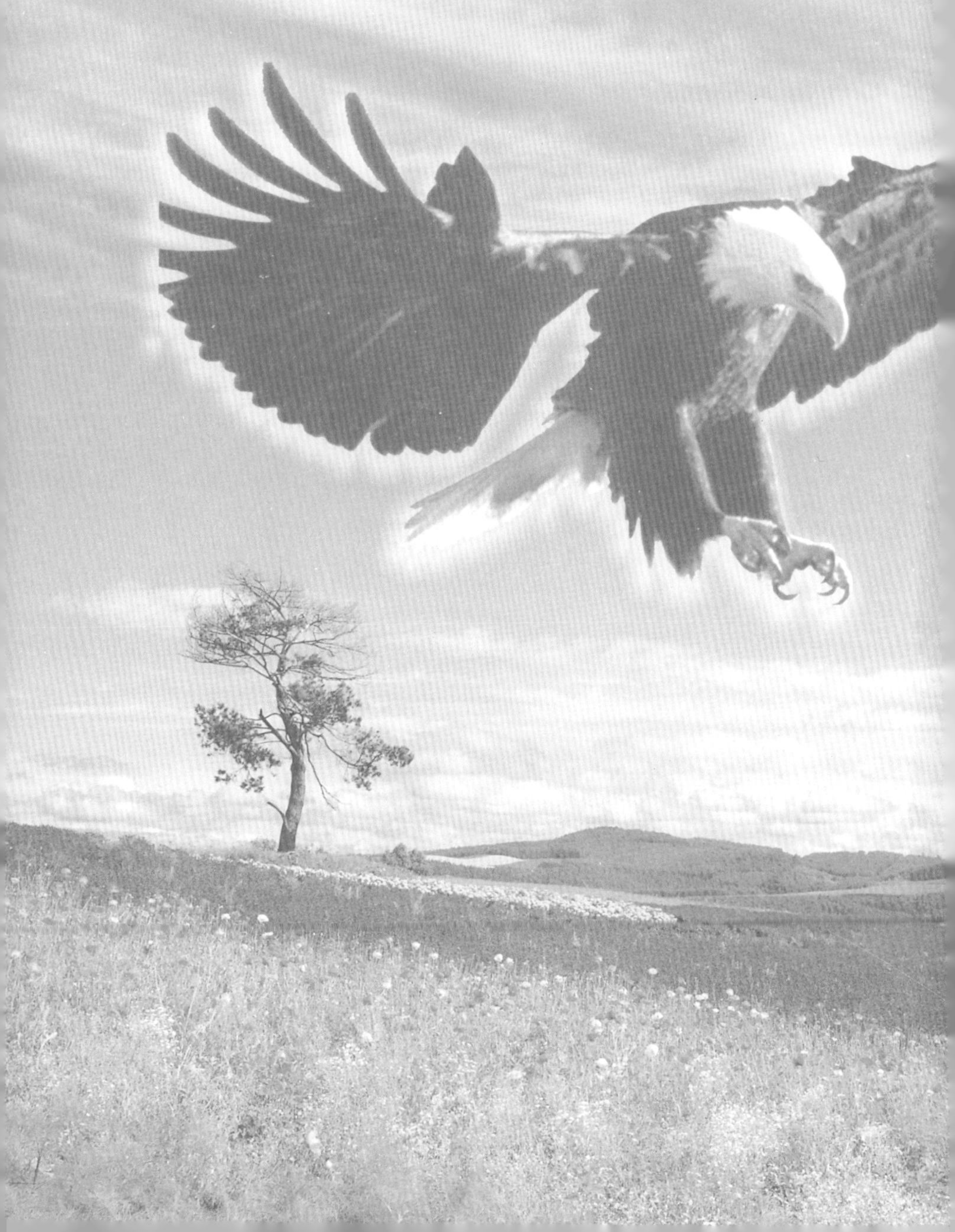

元氣系列 20

大蒜養生智慧

李 辰 主編

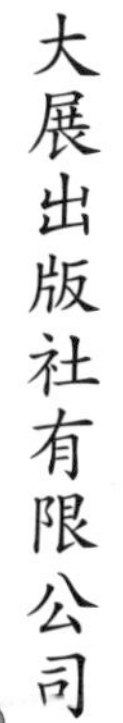
大展出版社有限公司

國家圖書館出版品預行編目資料

大蒜養生智慧／李　辰 主編

－初版－臺北市，大展，2012[民101.05]

面；21公分－（元氣系列；20）

ISBN 978-957-468-873-9（平裝）

1.食療　2.健康食品　3.大蒜

418.914　　　　101004062

大蒜養生智慧

主　　編／李　　辰

發 行 人／蔡 森 明

出 版 者／大展出版社有限公司

社　　址／台北市北投區（石牌）致遠一路2段12巷1號

電　　話／(02) 28236031・28236033

傳　　真／(02) 28272069

郵政劃撥／0166955-1

登 記 證／局版臺業字第2171號

承 印 者／傳興印刷有限公司

裝　　訂／建鑫裝訂有限公司

排 版 者／千兵企業有限公司

初版 1 刷／2012年（民101年）5月

定　價／180 元

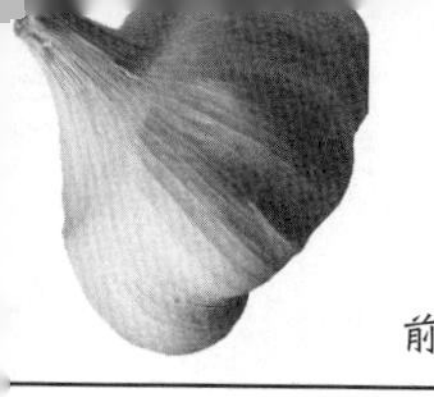

前　言

大蒜俗稱蒜頭，台灣各地均有栽培。大蒜與蔥、薑、韭、薤合稱五辛，是烹調料理時不可或缺的香辛佐料，也是全世界公認最接近藥品的健康蔬菜。

在世各國的壽命排行榜上，經常名列前茅的歐洲各國，他們的飲食料理中，也經常以大蒜為佐料。

提起大蒜，許多人對它那獨特的刺激性臭味，都不具好感且敬而遠之。同時，大蒜對人體的功用，也是眾說紛云、模稜兩可。到底它的效用在何處，仍是莫衷一是。

大蒜的原產地在西亞，隨著地理環境傳播到阿富汗、中國、韓國及日本等地。它是百合科的植物，可食用的部分是鱗莖。

自古以來，此鱗莖即被視為強健食品，能使身體健康、產生活力，還

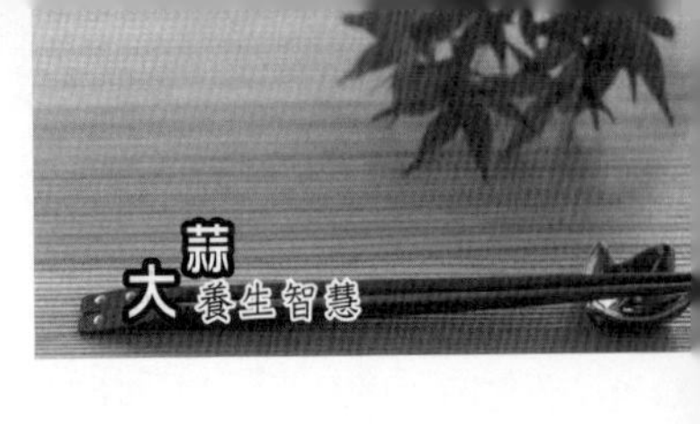

有抑制疾病惡化及預防效果。在料理上，則具有解毒、除腥臭的功用。

明・李時珍《本草綱目》中說：「大蒜其氣薰烈，能通五臟，達諸竅，辟邪惡，消痛腫，化症積肉食，此其功也。」公元五世紀，印度人發現吃大蒜能增強智力，嗓音宏亮。

近年來，人們又發現了大蒜的許多藥理作用，大蒜能預防和治療多種疾病，大蒜在保健上的效用，可以確定能消除疲勞、開胃、減輕神經疼痛等。美國科學家已把大蒜列為基本健康食品，大蒜益於人體並非空穴來風，事實上它為具科學依據的健康食品。如果因味臭而鄙棄它，那麼，對自己的身體維護將是莫大的損失。

本書除了針對大蒜在健康維護上的助益及其藥效、變遷的歷史等做詳盡的解說之外，特於第四章介紹料理與藥用法，闡述大蒜在醫食同源中所扮演的角色。

希望藉由本書揭開大蒜神秘的面紗，讓大家能在瞭解大蒜之餘進而食用，使大蒜的功能裨益您的健康。

目錄

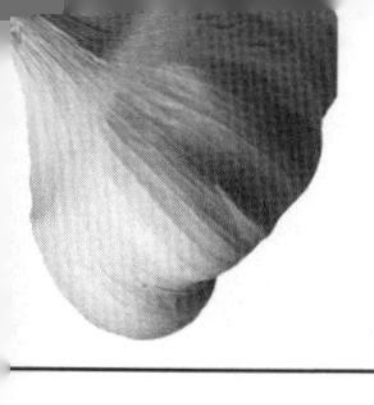

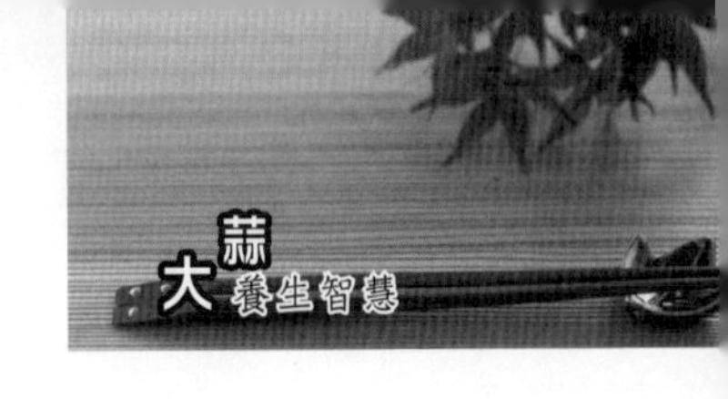
大蒜
養生智慧

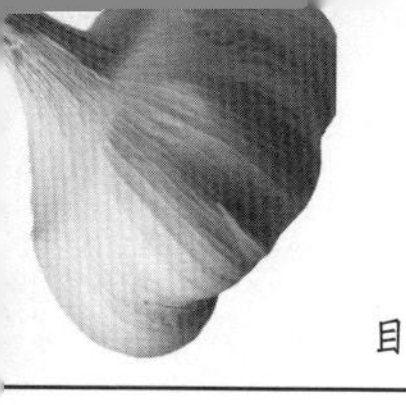

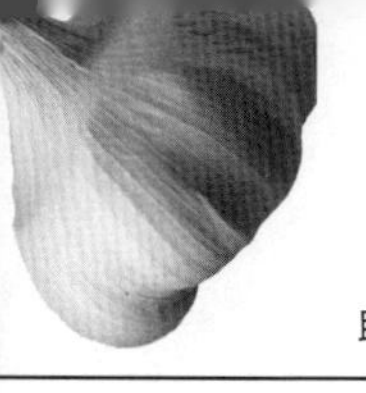

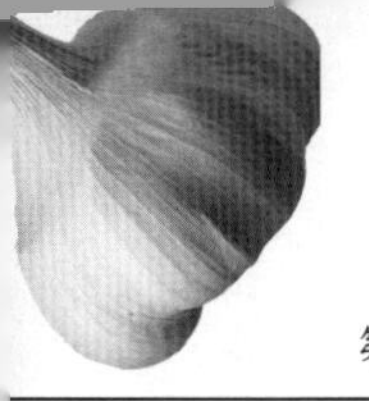

第一章 大蒜是人類健康至寶

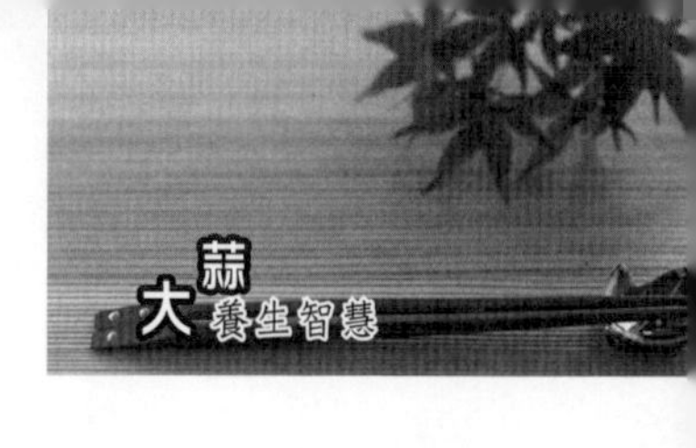

大蒜是健康之友

●大蒜（蒜頭）是健康食品之王

不論是音樂、文學或繪畫，真正有價值的作品會超越時空，永遠刻畫於人心。相反地，趕著時代的潮流，裝腔作勢、譁眾取寵者，等時機一過立刻被忘諸腦後。

譬如，失聰後的貝多芬在一八一八年～一八二四年所譜的「第九交響曲」，被稱譽為藝術的極品，在一百九十年後的今天仍震撼全世界人類的靈魂，帶給人們希望與歡欣。

而莎士比亞、托爾斯泰的文學作品，以及達文西的「蒙娜麗莎」、「最後的晚餐」等，也都是永垂不朽的藝術作品。

價值的不朽，不僅限於藝術作品，在健康食品的世界裏也有同樣的道理。

對於「求生」有強烈執著的人，為了健康長壽，自古以來即四處探求各式各樣的健康食品，並不時地推陳出新。

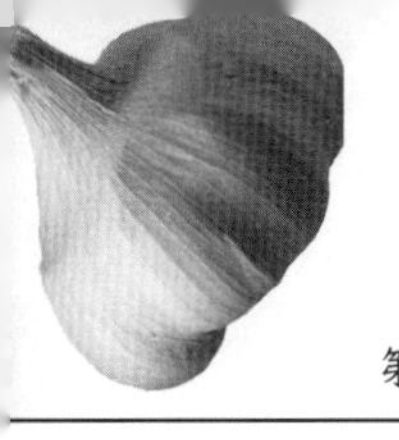

但是，即時性大發利市的健康食品，往往隨著風潮一過，立即消聲匿跡，而讓新生品取而代之。

通常，健康食品之所以容易受宣傳與流行的左右，也是因為人們為求健康，而把注意力轉向其他更有效的商品上所致。在這當中，從幾千多年前，即打出「對人體深具功效的食品」王牌，至今不改其尊容的，就是大蒜。

所謂「真金不怕火煉」，基於相同道理，時間的歷練更凸顯出貨真價實的本質。從這項理論看來，大蒜在不可勝數的健康食品中，是最實在又優秀者之一。

人類的飲食生活中所必須的有用植物之中，最早發現的熱能源食品就是大蒜，這可以從歷史文獻上得到證實。

大蒜的原產地眾說紛云，有人說是產於非洲，也有人說原產地在中國，不過中亞的吉爾吉斯原產地之說似乎較為可信。

從該處往西方傳播，在紀元前三千年左右的古埃及王朝時代，已經視為強健食品，和洋蔥一樣被廣泛地栽培。這在石板的文獻上均有明確的記載。

出生於紀元前五世紀，有「歷史之父」雅號的希臘歷史學家希羅多德，在調查

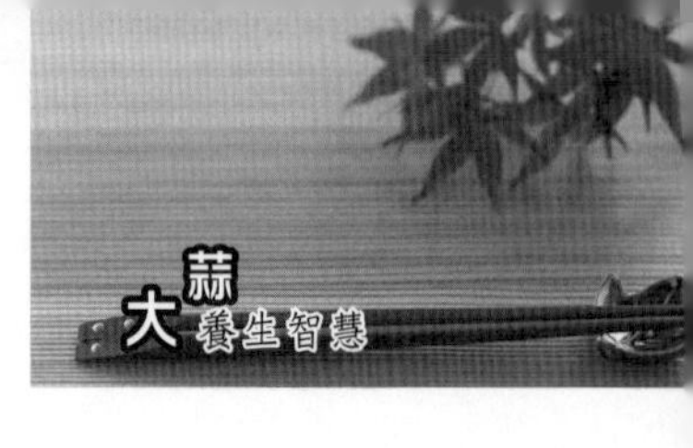

埃及第四代王朝的古夫（khufu）王金字塔時，發現建造該金字塔的奴隸們所食用之大蒜總配額量，用象形文字記載於墳墓的側域。

同時，從紀元前一三〇〇年代的古埃及國王支丹卡門（Tutankhamen）的墓裏，也發現了大蒜的球根。

據說，為了營建誇示古埃及王權威之墓的金字塔，每天要動員二十萬名奴隸，以三個月交替的編制，花上二十年時間才能完成。

在炎日高照的沙漠，對不止息地搬運巨石的奴隸而言，大蒜是他們增強體力的熱量源。所以，換句話說，「金字塔是由大蒜架構出來的」也不為過。而且埃及奴隸唯一的一次反叛，就是當年尼羅河氾濫，破壞收成，大家沒有大蒜吃。

埃及人所鍾愛的大蒜，不久就由地中海沿岸傳至古希臘、羅馬，最後遍佈於歐洲各地。

不過，對於大蒜的特殊味道，歐洲各國也因民族不同而喜惡不一。

在西班牙料理、義大利料理或法國料理中，大蒜是經常廣被使用的辛香料。不過，英國人似乎對大蒜的味道有些許排斥感，對於食用大蒜之後的口臭，鄙稱為

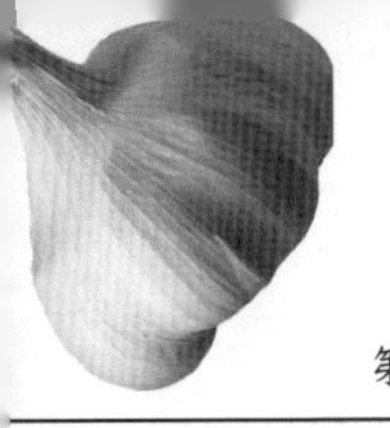

「野卑之蛋」。

至於大蒜東遷的路線，據說是從埃及往阿拉伯諸國，然後到印度、中國等地。傳說是在紀元前一四〇年左右的漢武帝時代輸入中國。

阿拉伯料理至今仍多用大蒜，中國料理中大蒜也是常用的調味料。不過，世界上以韓國料理的大蒜使用量為最多且最頻繁。大蒜流入韓國，大概也在紀元前一百年左右。

從地域性及民族性來分析大蒜栽培的普及化，可見愈是生長在特別炙熱、寒冷地帶的民族，愈積極地栽培並愛用大蒜。

這大概是因為大蒜能驅除暑熱之苦，又能克服嚴寒的關係。

●大蒜具強精健身作用

大蒜（Garlic）是地球上最有價值的食物之一，又名蒜頭、獨蒜、葷菜等，是百合科多年生草本植物大蒜的鱗莖，具強烈蒜臭味。因其具有營養價值高、易栽培的特點，被許多人所喜愛。

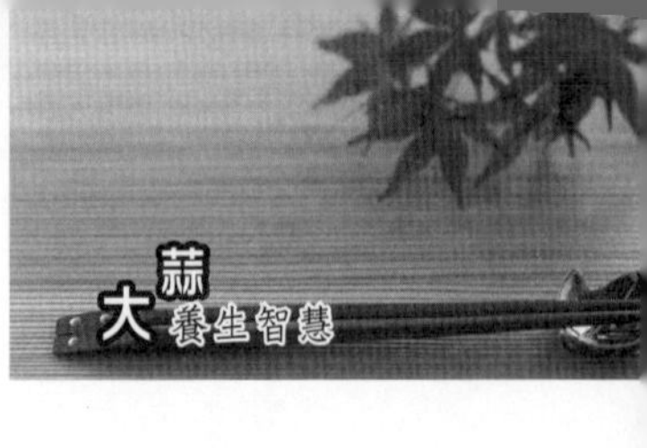

自古以來，大蒜和蔥、薑、韭、薤合稱為五辛，是烹調料理時不可或缺的家庭必備香辛佐料，是全世界公認最接近藥品的健康蔬菜，是治療感冒的秘方。

不過，大蒜除了藥效之外，還具有增強精力的作用。據說因大蒜的強精作用過猛，使得古代修行的僧侶方寸大亂，因此，大蒜與酒是僧侶們的禁物。

這個戒令也波及到亞洲。直到今日，一些來歷非凡的寺廟門口，仍立碑戒示：「不許葷酒入山門」，而「葷」字就是指味道濃烈的蔬菜。當時佛門的戒令，漸漸地滲透到民間，於是養成了禁食強精卻惡臭的大蒜風潮。

但是，大蒜所具有的強精健身威力，使一般民眾躍躍欲試，不時在飲食生活中改變花招來接納它。事實上，嗜好大蒜的民眾並不在少數。

●大蒜「發威」的歷史

在人類歷史上，不論在哪個時代，大蒜都名至實歸地榮登健康食品的最高寶座，原因並不只限於它是熱能源的植物，更由於它具有非凡的藥效所致。

古代中國的醫學家們，對大蒜的醫療作用也有深刻研究，並倍加推崇，大蒜因

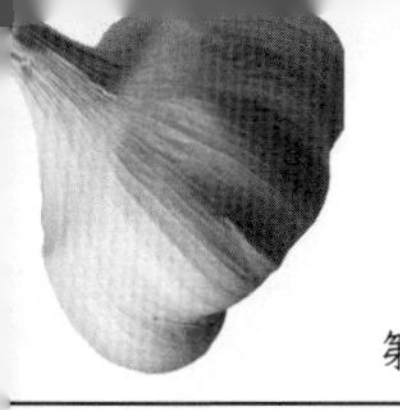

係治感冒的良藥而深受重視。更早期的古希臘「醫學之父」畢波克拉提斯等醫學界人士，也注意到大蒜的藥效，進行了多項的研究。

另外，根據古代印度的醫學文獻，對大蒜的功能有更明確的記載。譬如：它能治療①鼻性感冒、②排尿困難、③癲癇、④氣喘、⑤咬傷、⑥食慾不振、⑦胃潰瘍、⑧體重不足、⑨風濕痛、⑩體力衰退、⑪脾臟肥大、⑫胃腸障礙、⑬痔瘡、⑭神經疲勞等症狀。

紀元一世紀左右，服侍羅馬王尼羅的軍醫迪斯可利德斯，著作了一本網羅六百餘種藥草的《藥物誌》，其中也提及大蒜具有整腸等功能。

梁代陶弘在《名醫別錄》中指出，大蒜具有「散痛腫匿瘡，除風邪，殺毒氣」等功用。

唐代蘇恭的《新修本草》中說，大蒜可「下氣、消穀、化肉」。

明代李時珍花費三十年所完成的藥草學寶典《本草綱目》中，對大蒜藥效的說明是，可以「促進消化作用，溫熱胃腸，強化胃機能」、「消除浮腫現象，具利尿作用，因此有益於腎臟病的治療」。

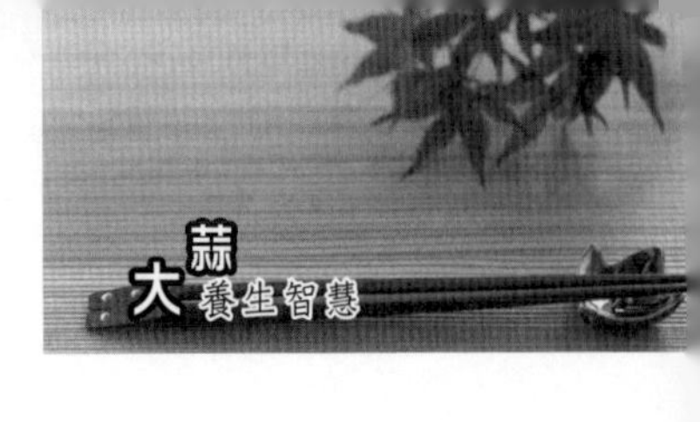

同時，根據古籍的記載，中世紀的法國、波斯帝國、俄國等，也針對大蒜的藥方功能做過很多研究。

羅馬博物學家普林尼（西元二三～七九年），建議用大蒜驅蛇及舒緩動物咬傷和牙痛，也把大蒜當作壯陽藥。

一六六五年倫敦醫學院推薦用大蒜治療瘟疫。到了十九世紀，研究人員開始尋找大蒜療效的證據，例如一八五八年，巴斯德發現大蒜具有殺菌作用，一毫升的生大蒜汁和六十毫克的盤尼西林有同樣效果。

大蒜雖然有如百病神丹似的具有多方面的藥效，但是，它的作用程序（化學性的組織），卻不容易理解。因此，到了近代，世界上的許多專家、研究人員，紛紛競相以科學方法研究大蒜的功能。

在一八九二年，留意到大蒜所放出的強烈臭氣，將該成分的硫黃化合物首先抽出的是，德國的辛梅拉與威爾提姆。

直到今日，分析這類研究，充其量不過是發現了大蒜的無臭營養成分所分解出的「產物」而已。據說，這項發現還造成了「大蒜的臭氣才是有效成分」的誤解。

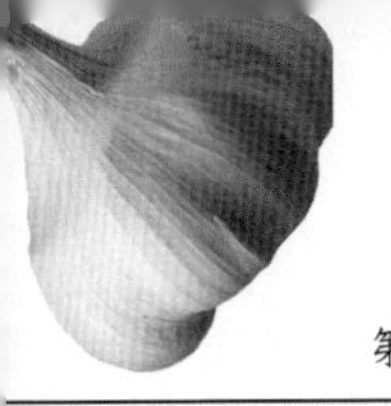

在一九四四年，美國的卡巴力特，也同樣地發現了放出臭氣的營養成分之分解產物，稱為「大蒜素」（allicin）物質。

而最早發現了大蒜本來所具有營養成分之一的蒜氨酸（alliin），是一九四八年的瑞士專家A・史特爾。

接著，到了一九五二年，日本京都大學醫學部的藤原元典教授發現，若將蒜氨酸和維他命B_1結合，會產生活性持續型的「愛力基亞敏（Alinamin）」（商品名為「合利他命」）。

進入本世紀之後，大蒜的科學性研究成果與日俱增。

在人類的生活當中，受惠於植物者極大無窮。首先是藉由它們的光合作用，提供我們新鮮的氧氣。並且，植物還製造了動物性蛋白質的構成要素「必須氨基酸」（essential amino acids）。就是濃縮植物中的「必須氨基酸」，轉變為牛奶、蛋類等一般的優良動物性蛋白質。

所以，植物才是一切營養成分的生產者，而動物只是進行「濃縮」的加工處理而已。不過，在這些植物當中，大概沒有像大蒜在學理上的研究那麼發達。

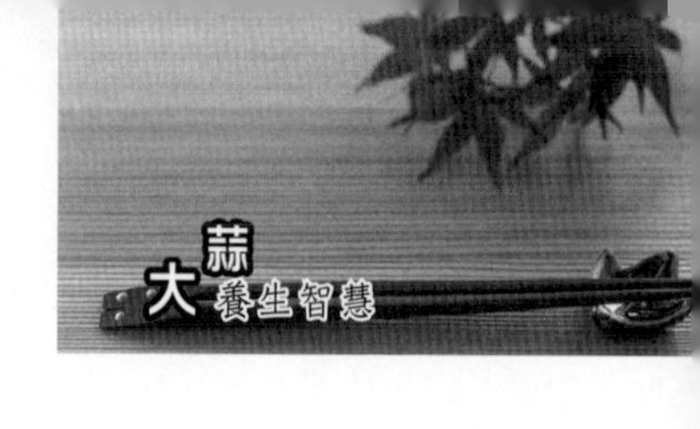

這是因為大蒜不僅美味可口，還具有使身體健壯的驚人「神通力」所致。

但是，大蒜的唯一缺點是，帶有強烈的辛臭。

享譽世界的日本文學名著《源氏物語》的帚木卷裏，也有一段因大蒜辛臭而困惑的男女情話。

該段情節是這樣的，情人（光源氏）來訪許久，女子卻躲入帳幕內不肯露面。原因是她為了治感冒，吃了很多大蒜，以致口腔發臭。

光源氏因而嘆聲道：「與其和一位口腔發出大蒜辛臭的女子共渡良辰，不如和鬼對坐還來得舒服些。」

另外，在紀元前三千年的上古時代，印度的醫學之父也說過：「大蒜若沒有那種辛臭，將勝過黃金寶物。」

可見，大蒜的味道不論在哪個時代，都叫人退避三分。

因此，大蒜的科學性研究，經常以解開為何有如此「強烈辛臭」為主軸，而日新月異。

大蒜所具有的驚人效用，雖然到目前尚未能完全闡明；不過，增進人體健康的

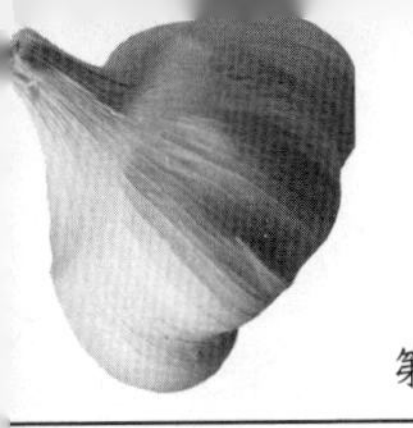

藥效作用之主要成分，並沒有辛臭，此點已得到明確的證實。

「大蒜若沒有那樣辛臭……」如此哀嘆的古代印度學者之夢，已經成為事實，這也是為何大蒜目前是人類維護健康的至寶。

●大蒜的辛臭消失

栽種於田裏的大蒜，幾乎沒有味道，尤其是不使用化學肥料或農藥所栽培的大蒜，是完全的沒有臭味的。

但是，剝開蒜皮，切碎或磨細後，立即散發出大蒜那股強烈的辛臭。

這是因為切、磨的動作破壞了大蒜的細胞膜，使細胞內分解酵素——蒜酶（allinase）將大蒜營養主要成分之一的蒜氨酸分解出來的緣故。

當蒜氨酸分解之後，立即變化為大蒜素，而這個大蒜素就是散發強烈惡臭的物質。

換句話說，大蒜那股刺鼻的味道，是本來無辛臭的大蒜，在破壞之後所產生的「分解產物」。

至於散發辛臭的分解產物，除由蒜氨酸變化而成的大蒜素外，還有二丙烯基硫化物（dially sulfide, DAS）、二丙烯基二硫化物（diallyl disulfide, DADS）、二丙烯基三硫化物（dially trisulfide, DAT）、丙烯基二硫醚（methyl allyl disulfide）、丙烯基三硫醚（methyl allyl trisulfid e）等種類。

有部分的研究者及好食大蒜的人當中，深信這些辛臭物質乃是大蒜的「有效成分」，真是天大的誤解。

「一聞大蒜那濃烈的氣味，精力就湧現」、「因為味道強烈，所以滋養及藥效都超群」，如此禮讚大蒜臭氣的人，事實上大有人在。

但是，這只能說是一種狂熱的大蒜崇拜，絕不是真正喜用大蒜的人。

經研究瞭解，由分解酵素群從大蒜營養成分中，解體產生的辛臭物質，不僅失去營養價值，甚至還伴有副作用，會傷及人體。

散發辛臭的物質，會傷及胃壁及腸壁，甚至會破壞紅血球，引起貧血。這個事實是促成發現「大蒜的無臭營養成分」的重要起因。

不過，在散發辛臭的六個物質當中，由蒜氨酸變化成的大蒜素，若稀釋到十萬

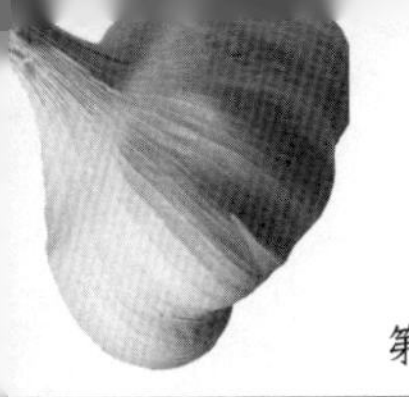

分之一的濃度，仍具有殺死霍亂菌、傷寒菌的強力殺菌作用。

而大蒜素的強烈殺菌力，使得大蒜的辛臭成分變成「對增強活力、防禦疾病，特別有效」的根據之一。

但是，大蒜素的殺菌作用，會波及到人體內的有益細菌，使游動於腸內裨益於人體機能的細菌受到傷害。

因此，過量食用大蒜，反會引起胃腸不適，造成胃腸機能障礙。

另外，大蒜素還具有破壞紅血球的溶血作用。同時，二丙烯基硫化物等其他的發臭物質，和大蒜素結合後，對胃、腸的黏膜會有不良影響。

將手浸放在大蒜的發臭物質內三十分鐘後，會呈現有如灼傷般的症狀。

從如此簡單的實驗中也可了解，大蒜的臭氣成分是如何地損傷人體了。

因此，大蒜研究者的當務之急是，如何和這些有害物質週旋。幸好，抑止辛臭物質產生的研究問世，終能達成目標。

目前，大蒜確實在無損原來的營養成分，且毫無辛臭的狀態下，成為人類的「健康之友」。

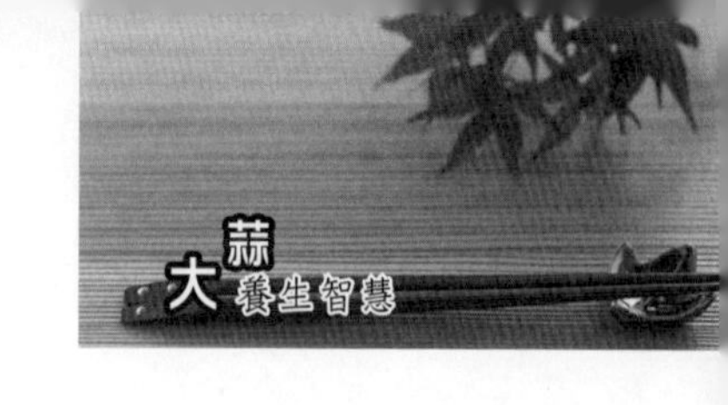

掀起大蒜革命

●從大蒜的分解酵素著手

那麼，大蒜味道如何才能消失呢？為了實現「完全無臭大蒜」的理想，研究小組反覆了無數次的實驗與挑戰。

當他們從科學性的研究得到證實，發現「大蒜特有的辛臭，是毫無營養價值的有害物質」、「大蒜的有效成分不含辛臭」時，心中的喜悅勝過平日的辛勞。

有害的辛臭物質，是因為切、磨大蒜時，損壞了細胞，以致分解酵素產生作用而造成。

因此，只要將此分解酵素從大蒜的營養成分中分離，或者使它失去作用能力就可以了。雖然理論是這麼的簡單，但實際上的作業卻不容易。

分解酵素若「失去活性」到某個程度，就可能抑止臭氣的產生。這從市面上充

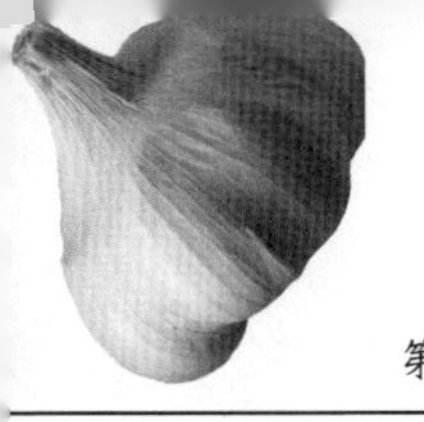

斥的「無臭化大蒜」滋養強壯劑的銷售，就可以得到證明。

不過，臭氣並非完全消除；所以，仍有口臭或排泄物帶有殘臭之感，而此臭味多少還帶有些許副作用。

研究小組的目的，是在毫無損害大蒜的優良效力下，完全地排除有害物質，達成「完全無臭的大蒜」的理想。所以，研究開發之苦，非比尋常。

其他的研究家們，都試行以加熱或瞬間冷凍粉碎的方法，期使大蒜的分解酵素「失活」（失去活力）。但是，此研究小組則專注於酵素本身的作用，使用「以毒攻毒」之法。

酵素因其作用及構造種類繁多，分類上也有許多不同的基準。

我們的食物進入體內，能夠恰當地變成體內熱能，是得力於酵素、維他命、荷爾蒙等機能的作用。

譬如，進食其他動物的肉後，人體並不會和該動物的性質一致，反而將其變化成人體所需要的營養分，也就是體內酵素的功用。

不過，動物的肉是強烈的「酸性食品」。動物性蛋白質最好是取自牛奶、乳製

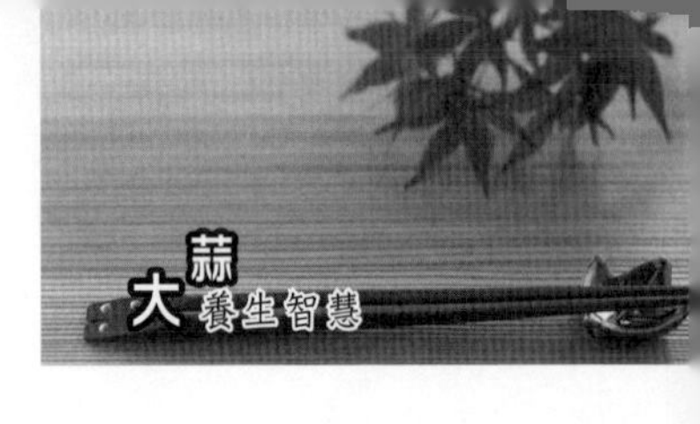

品之類的鹼性食品較好，當然，大豆的蛋白質更有益於人體。

另外，像酒、醬油、醬菜、味噌等，也是利用細菌或黴菌的發酵作用而製成。

如上所述，酵素具有變化物質的化學作用。而利用酵素所具有的此項機能，祛除大蒜殘存臭氣的方法，終於研究成功。

這項研究中，還引進了最尖端科技的生物工程技術，巧妙地將大蒜無臭營養主要成分與分解酵素分離，並將它附著適當的媒體內，從中抽出大蒜的營養主要成分，分析結果是「完全無臭的成分」。

但是，雖說是完全無臭，這只是我們的嗅覺感受不到而已。人類的嗅覺，比起貓、狗，可要遲鈍得多了。

若以微量成分分析裝置或高感度裝置等儀器來分析時，仍然可以偵測到些許的殘存味道。不過，這個味道並不是臭氣，而是輕微的芳香，除非嗅覺極端靈敏的人，否則是聞不到這股輕微的芳香。

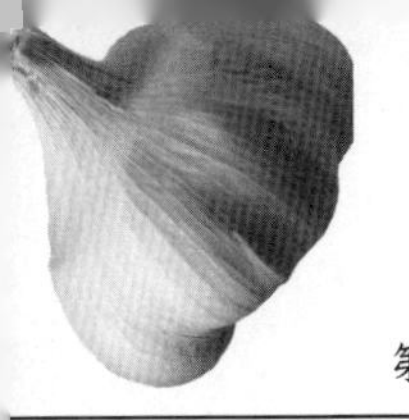

●無臭化的方法

接下來，大略地說明一下利用酵素機能，使大蒜無臭化的方法。

首先，連著蒜皮將大蒜洗淨，放入蒸器內，用低溫慢慢悶蒸。溫度保持在一八〇度以下，大蒜的有效成分就不會受損。

以前，大蒜的愛好者，把大蒜連皮埋進爐灶的熱灰中烘烤而食，的確是符合化學性的「生活智慧」。

將悶蒸後的大蒜磨碎，再添加一些葡萄糖，然後歷經乾燥與發酵的階段，即可抽出大蒜的無臭營養主要成分。

添加葡萄糖，是為了吸取些許殘存的分解酵素，凍結其機能。藉由此程序，不但能除卻辛臭，並可製造完全無害又無臭，同時保全了有效成分的理想大蒜。

這是日本的農學博士小牧久時，耗費了二十多年的苦心研究，才發現它的存在。從此，大蒜所含有的全體無臭營養成分，根據近年發現合於大蒜細胞中的主要成分「沙基瓦敏複合體」，而總稱為「沙基瓦敏複合體」（學術用語）。

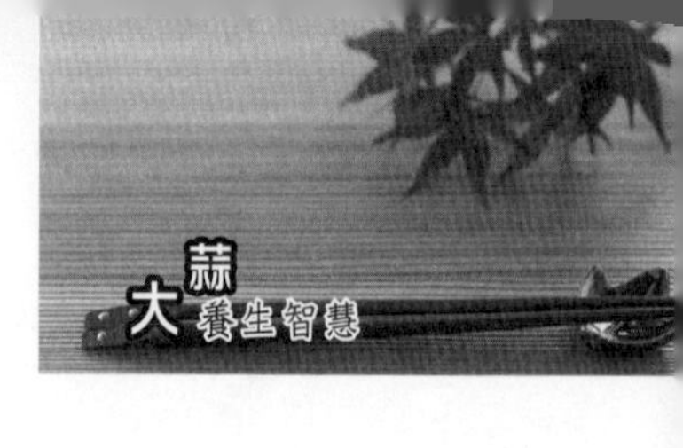

嚴格地說來，有別於其他同類植物所含的營養素，而只是大蒜所具有的獨特營養成分，稱為狹義的沙基瓦敏複合體。

換句話說，大蒜和其他蔬菜一樣，含有維他命B_1、B_2、C，以及蛋白質、鈣質和鐵質等營養成分；另外，還有大蒜所獨具的狹義「沙基瓦敏複合體」（其化學構造非常複雜，簡言之，是利用液體層析法等，鑑定出大蒜獨具的生理性物質）。

這個大蒜的特有成分（狹義的沙基瓦敏複合體），藥效尤著，可以說是大蒜廣得人心的本源。

接下來，為省煩敘，不論是廣義或狹義，大蒜所含有的所有無臭營養成分，均稱為「沙基瓦敏複合體」，而以「沙基瓦敏」簡稱之。

在日本，利用沙基瓦敏的無臭營養成分，開發出了許多大蒜健康食品，並以粉末、液體及顆粒等多種形式問市。這些大蒜製品在紐約所舉辦的一九八九年世界發明博覽會中，贏得了銀牌獎（分子生物領域中的最高榮譽）。

此外，大蒜製品並不僅限於食用，還有浴用劑、纖維質糖果等產品的開發。

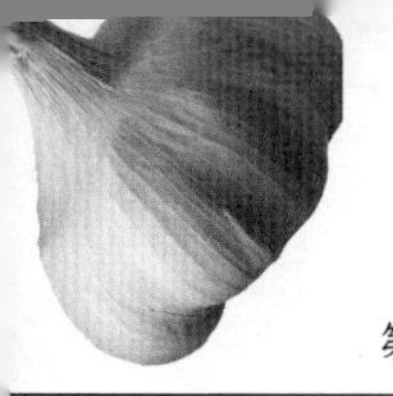

●絕無農藥殘留

無臭大蒜成品的製造過程中，最必須留意的是，做為原料的大蒜有無殘留農藥或化學肥料等有害物質。

縱然大蒜本身除卻了有害成分，惟若滲雜了其他的有害物質，也稱不上為健康食品。

現代農民耕作，多半仰賴農藥或化學肥料。在大蒜的栽培過程中，若施用農藥（尤其是強烈毒性的殺蟲劑），一定會有農藥殘存之虞。

因此，沙基瓦敏原料的大蒜，必須是自然栽培法的無農藥生產才可以。

沙基瓦敏複合體的抽出與發現，可說是掀起了「大蒜革命」，它不僅實現自古以來嗜食大蒜者的「無臭化大蒜」的夢想，而且不必擔心過多的攝取。

一般而言，大蒜都做為辛香料使用，並不是能夠多吃的食品。如果食用過多，反而會傷及腸胃。

但是，大蒜所提煉出的沙基瓦敏，若換算成生大蒜時，大約是大粒蒜三片（約

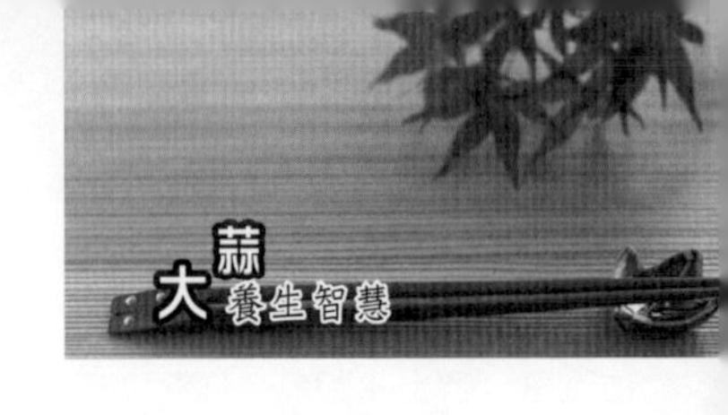

三十公克）。所以，連病人也可以安心食用。縱然一次攝取兩倍份量（生大蒜六片），對身體也無弊端。

事實上，每餐飲食都食用生大蒜二、三片者沒有幾人。而對於沙基瓦敏，則可以每餐輕鬆攝取約一～三片的大蒜成分。因此，健康食品之王的大蒜，已經成為我們日常飲食的良伴。

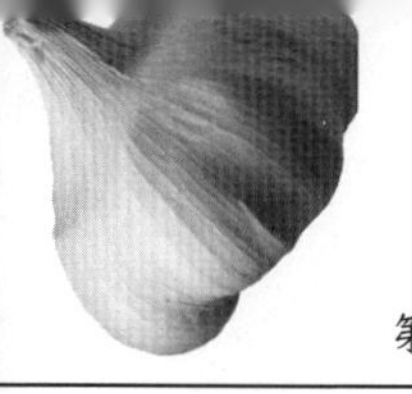

第二章
大蒜使人健康與年輕

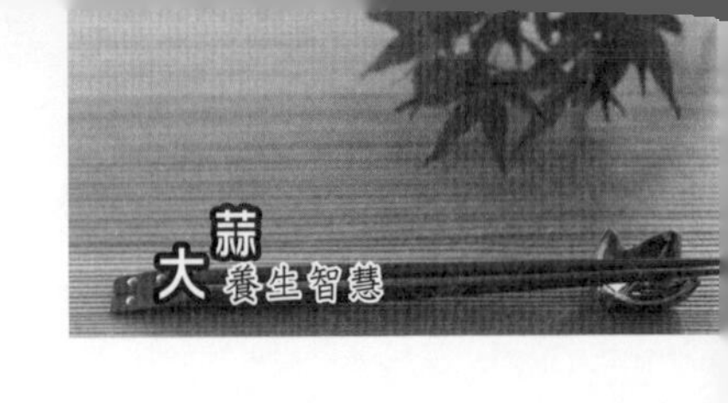

超群的養顏強身效果

●大蒜所含的有效成分

對人體極有幫助的大蒜無臭營養成分，是由「狹義的沙基瓦敏複合體」及其他相關成分所組成，總稱為「沙基瓦敏複合體」。

接下來，針對各個成分的顯著生理活性作用逐一解說。

狹義的沙基瓦敏複合體

簡單地說，其生理活性作用就是「使細胞活潑化」。換句話說，將老化的細胞返老還童之作用。同時，經由動物的增進健康實驗得知，它還能降低血漿膽固醇，促進血液的循環，因此，使高血壓、低血壓正常化的作用相當顯著。

另外，還具有增強體力、補血、促進肝臟回復機能，提高維他命類存留體內，

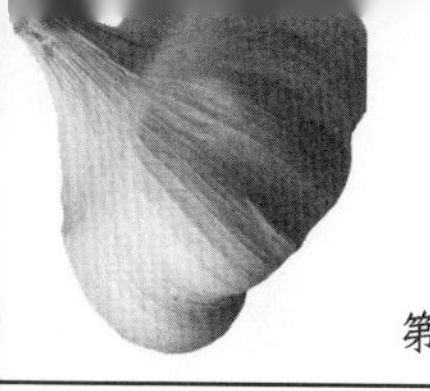

以及如附表㈠所示的許多機能，都是大蒜的主要成分之功效。

蒜氨酸（alliin）

它雖然是大蒜所含的無臭物質，然而大蒜經由刀切、磨碎之後，會和分解酵素——蒜酶立即結合反應，變化成散發臭氣的大蒜素。

變化後的大蒜素，具有超強的殺菌力，縱使稀釋十幾萬倍後，仍然能夠殺死霍亂菌、傷寒菌及赤痢菌等頑強細菌。不過，由於殺菌力過強，必須特別小心。生蒜的食用，以少量為安全之計。

當然，變化前的蒜氨酸也具有抗菌作用。民間流傳，常食大蒜可以預防感冒及食物中毒，就是得力於蒜氨酸和大蒜素的功效。

肌　酸

是肌肉屈伸運動不可欠缺的成分，可以增大肉體勞動或體育活動時肌肉運動的能源。同時，也有製造精液的作用。所謂吃大蒜則精力量旺盛，就是肌酸的功能。

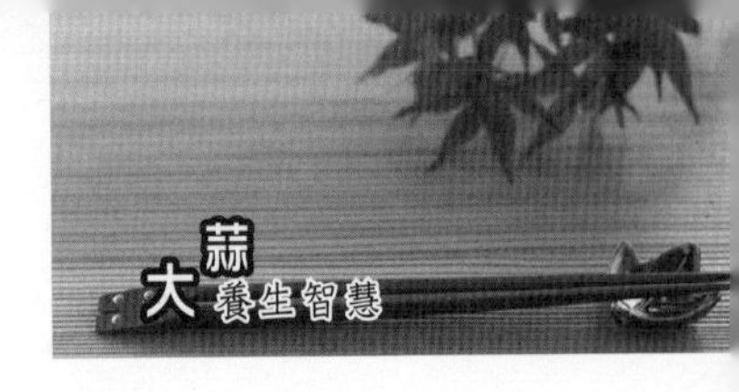

大蒜的無臭營養成分（沙基瓦敏複合體）的主要成分及其作用　附表(一)

成分	作用
沙基瓦敏複合體（狹　義）	恢復疲勞、虛弱體質、過敏性疾病、結核性疾病等的體力增強、腺病質、神經痛、關節炎、風濕症、便秘、肌肉痛、乳汁不足、娠妊中毒症、增血作用、更年期障礙、新陳代謝異常等的功效。賦予細胞活力健壯、降低血漿膽固醇、促進血液循環、降低血壓、促進維他命 B_1 留存體內、降低肝脂肪、促進生殖細胞的發達及增強精力等作用。
蒜氨酸	抗菌作用、感冒及傳染病的預防。
肌酸	增強肌肉運動的熱量（勞動或體育活動）。
甲硫氨酸（必須氨基酸的一種）	預防脂肪肝、提高肝臟解毒作用。
高半胱氨酸	肝臟的解毒作用。
維他命 B_1	增強食慾、恢復疲勞、增強對傳染病的抵抗能力。

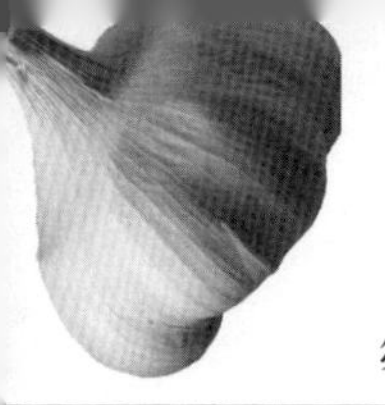

維他命B_2	糖分的代謝機能、口角炎或發紅、舌炎、咽喉頭炎、浮腫、潰瘍等皮膚健康上不可欠缺，並可預防視力衰退等。
維他命C	使血管健壯、預防色素的異常沈澱，具增血作用、減低過敏性物質的活動能力。
鈉亞辛	減輕頭痛、促進心臟的冠狀動脈血液循環、減低血清膽固醇。
S－腺苷基・甲硫氨酸	大蒜特有的成分，具有甲硫氨酸十倍的效用。
S－S結合	沙基瓦敏的特有成分，藉由S－S結合使維他命留存體內，產生持續性、重層性的作用，和維他命B_1的機能相同。
有機鍺	供給體內氧氣、抗癌作用。

甲硫氨酸（methionine）

必須氨基酸的一種，它輔助脂肪分解，預防肝及動脈的脂肪堆積，幫助消化系統與其它物質作用，以解除有害物質的毒性，是解毒作用極強的營養素。

通常，大蒜、韭菜、蔥、洋蔥等植物的含量很多。甲硫氨酸在生命體內會變化為「活性甲硫氨酸」。

此活性甲硫氨酸會促進肝脂肪的代謝，所以，可預防脂肪肝，甚至可提高肝臟機能，促進體內的解毒作用。

高半胱氨酸（homocysteine）

進入人體後，會變化為甲硫氨酸。作用如前述。

維他命B1

糖分代謝不可欠缺的維他命B1，具有促進血液循環、增進食慾、恢復疲勞、增

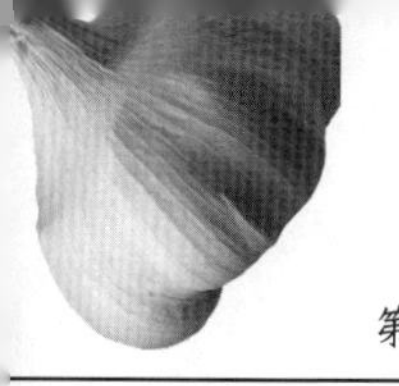

強體力的效果。

糙米、豬肉、兔肉中的含量極多，而大蒜中的維他命B_1，在人體內的吸收率非常高。

如果缺乏維他命B_1，對病原菌的抵抗力就減少。同時，為了防止腳氣病、便秘、食慾不振、疲勞、失眠症、記憶力衰退，每天必須補充維他命B_1。

維他命B_2

大蒜所含的維他命B_2，和化學合成劑的維他命B_2大不相同。大蒜所含的是天然維他命B_2，是有益於蛋白質代謝、酸化還原反應的「助酵素」。若蛋白質的代謝發生異常，可能有罹患癌症的危險。

同時，若是缺乏維他命B_2，還會引起如附表㈠所示的皮膚病或視力減退。

此外，欲保持健康、美麗的肌膚，維他命B_2（尤其是大蒜之類的天然維他命）是不可或缺的營養素。

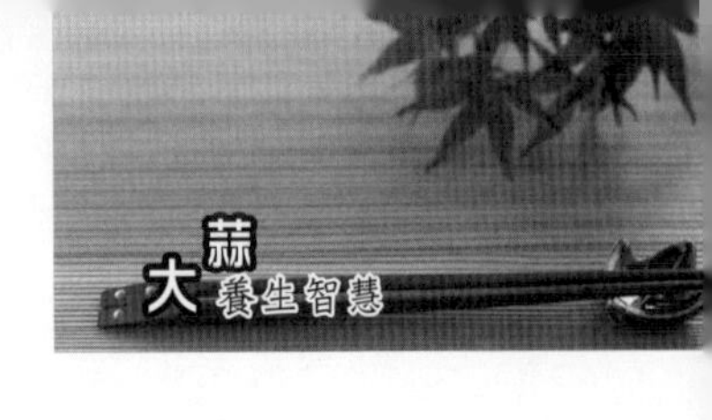

維他命C

天然的維他命C會使血管壁緻密且牢固。同時，還有促進血小板及紅血球增加的功能。

並且，具有增血作用，促進血液凝固的機能，且抑止黑色素的產生，防止雀斑、黑斑等色素的異常沈澱，也是維他命C的功能之一。

另外，可預防感染病、壞血病，及助益骨骼、齒肉的成長，和抑止過敏性物質的活動；所以，維他命C的確是健康與美容的良藥。

當維他命C十分充足時，會提高鐵質的吸收能力，因此，血液增加，身體也就變得更健康。

成年人一天所必須的維他命C是五十～六十mg。但是，維他命C很容易因為調理時的水及熱而散失。至於抽一根香菸，就會損壞二五mg的維他命C。

水果中的柑橘、草莓類所含的維他命C很豐富，而青色花菜、綠葉青菜、甘藷類也含有多量的維他命C。

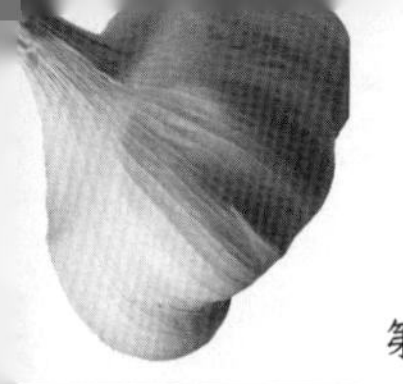

鈉亞辛

僅需微量的鈉亞辛，就能促進生命體內的代謝作用。同時，對於人類的胸部機能，鈉亞辛的功用也極大。

S—腺苷基（adenosyl）·甲硫氨酸

大蒜、蔥、洋蔥等含有多量的甲硫氨酸（必須氨基酸的一種），當其進入人體內，即轉變為S—腺苷基·甲硫氨酸，和甲硫氨酸同樣具有促進解毒作用的功能。而大蒜本身也含有S—腺苷基·甲硫氨酸，它是沙基瓦敏複合體的重要構成要素之一。

除了解毒作用外，還具有防止細胞遭受放射能傷害的效果。

S—S結合

含有S—S結合的天然型維他命B_1誘導體，可恢復疲勞、增進食慾、增強對傳染病的抵抗力，其功效遠勝過平常的維他命B_1。同時，還具有促進維他命類留存於體內的功用。

有機鍺

抗癌物質中深受矚目的有機鍺，在高麗人參中含量極多，從上圖可以得知，大蒜的有機鍺含量更勝過高麗人參等物品。

鍺這個微量礦物質是日本科學家Asai博士發現並研究的。他發現每天服用一百～三百毫克的鍺，可以改善許多疾病，如高膽固醇、風濕性關節炎、慢性病毒感染、癌症、食物過敏、愛滋病等。

所謂「可食氧氣」的鍺，能迅

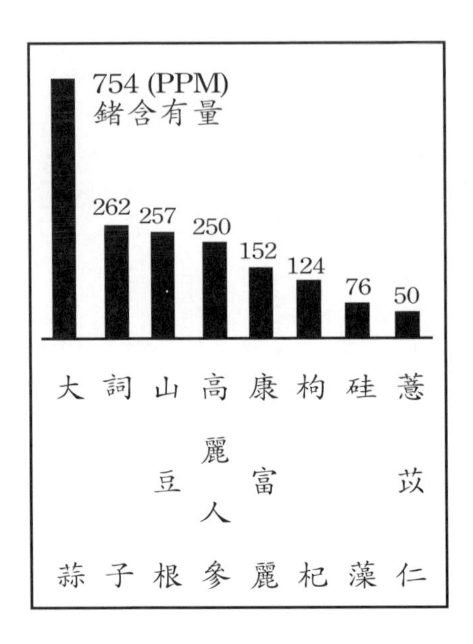

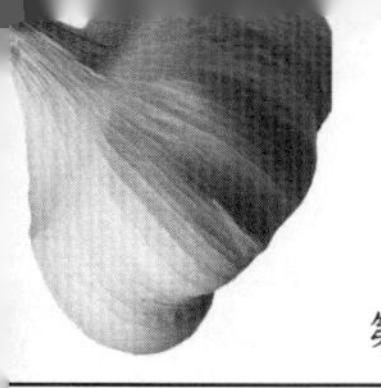

速地吸收氧氣，經由血液，輸送至肝臟、胰臟、骨髓等處。同時，可以加強生命體的免疫機能，並有降低血壓的功能。

供給體內氧氣的有機鍺，會從尿中全部排泄，毫無副作用及遺傳性影響的顧慮。

另外，如附表㈡所示，大蒜和其他的蔬菜類比較，其熱量、礦物質（無機質）、維他命的含量都高得多。

譬如，每一百公克的大蒜可食部分之能量是一三八卡路里，高麗菜則是二四卡路里、牛蒡是八三卡路里、紅蘿蔔是三六卡路里而已。

這是因為大蒜所含的蛋白質等作為熱能源的成分，比其他蔬菜高出數倍到數十倍所致。

附表(二)

主要蔬菜的成分（可食部分一百克當中）

菠菜（煮、生）	大蒜（鱗莖、生）	品名／成分		
28	138	熱能 (kcal)		
90.0	60.3	水分 (g)		
3.8	8.4	蛋白質 (g)		
0.1	0.1	脂質 (g)		
3.9	28.7	糖質(g)		碳化水物
1.0	0.9	纖維(g)		
1.2	1.6	灰分 (g)		
60	15	鈣 (mg)		無機質
60	200	磷 (mg)		
2.0	1.0	鐵 (mg)		
18	6	鈉 (mg)		
450	720	鉀 (mg)		
0	0	視黃醇 (μg) retinol	A	維他命
3,600	ϕ	葉紅素 (μg)		
2,000	ϕ	A效力 (IU)		
0.07	0.21	B_1 (mg)		
0.13	0.11	B_2 (mg)		
0.3	0.9	鈉亞辛 (mg)		
45	19	C (mg)		

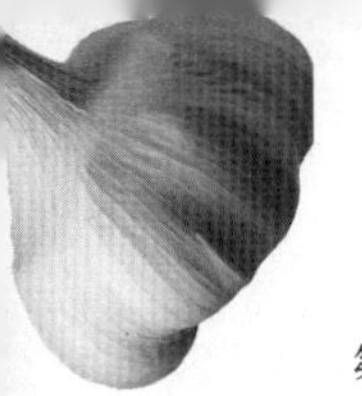

洋蔥（煮）	高麗菜（生）	紅蘿蔔（根、煮）	白菜（鹽漬）	蘿蔔（根、生）
33	24	36	20	18
90.7	92.4	89.4	91.7	94.5
1.1	1.4	1.3	1.5	0.8
0.1	0.1	0.2	0.1	0.1
7.1	4.9	6.9	3.8	3.4
0.6	0.6	1.1	0.6	0.6
0.4	0.6	1.1	2.3	0.6
16	43	42	50	30
30	27	36	41	22
0.5	0.4	0.6	0.4	0.3
2	6	27	670	14
130	210	390	24	240
0	0	0	0	0
ϕ	18	8,300	17	0
ϕ	10	4,600	ϕ	0
0.03	0.05	0.06	0.04	0.03
0.01	0.05	0.06	0.03	0.02
0.1	0.2	0.9	0.3	0.3
4	44	5	29	15

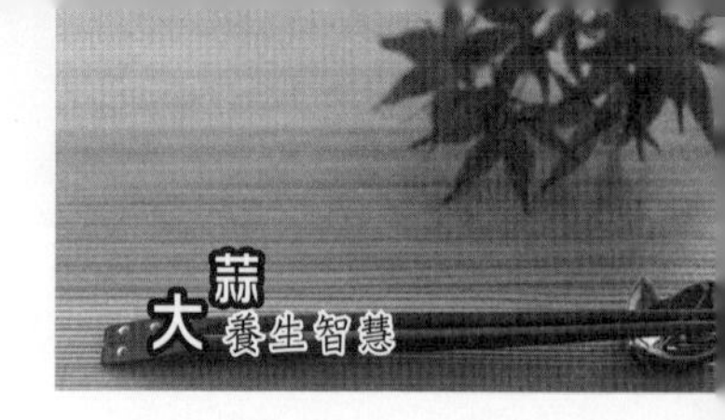

牛蒡（煮）	西洋南瓜（煮）	番茄（生）	小松菜（煮、生）
83	71	16	24
76.7	79.2	95.0	91.6
2.9	1.6	0.7	2.9
0.1	0.2	0.1	0.1
17.8	17.0	3.3	3.2
1.6	1.2	0.4	1.2
0.9	0.8	0.5	1.0
50	25	9	210
65	36	18	65
0.8	0.4	0.3	2.9
7	1	2	20
330	330	230	200
0	0	0	0
0	870	390	5,100
0	480	220	2,800
0.04	0.10	0.05	0.05
0.04	0.08	0.03	0.08
0.6	0.7	0.5	0.4
2	26	20	25

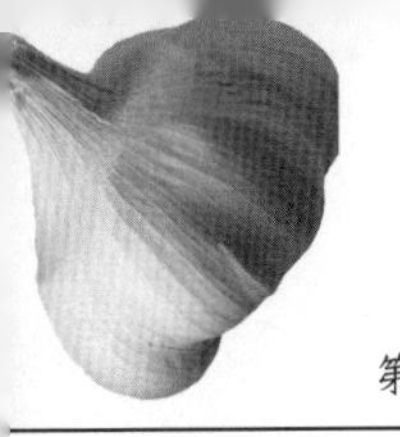

●使細胞活化、防止老化

大蒜抽取物的體外抗氧化作用優於人參，其有效成分可以保護血管內皮細胞免受過氧化氫作用，對延緩衰老有一定的作用。

大蒜能增強體力、預防疾病，對治療深具功效。簡而言之，其藥效作用就是「使細胞活化」。

除了變形蟲、草履蟲等極少數的單細胞生物外，大部分的生物都是由多細胞組成。人類的軀體，據說大約是由六十兆個細胞所組成。

細胞的作用非常多。細長的纖維性細胞構成肌肉，而軟骨則是由軟骨細胞組成。同時，身體中的各種腺體，也大都是由細胞所形成。

因此，當細胞及細胞所製造出來的組織能有規律地正常運作時，人體就會感覺舒暢。換句話說，細胞有健康性機能運動，才是真正的健康。反之，身體即會呈現出各種病症，發生毛病。

疾病的種類和形態，也是各式各樣。這是因為身體內有了毛病，而機能失常的

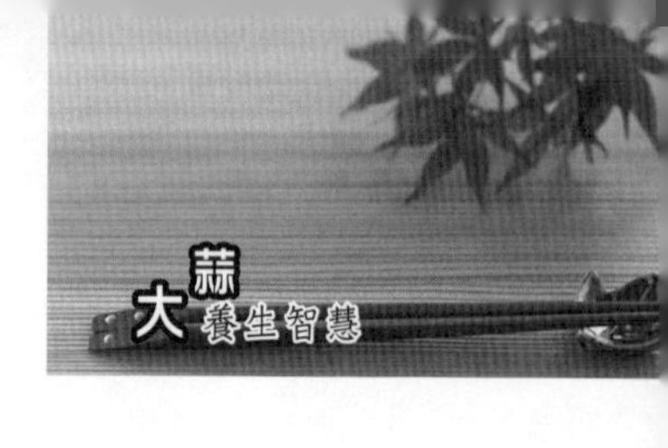

細胞依其種類及所在部位不同所致。

一般人上了年紀後，容易產生的疾病及老化現象，細胞衰弱為其主要因素。

同時，當細胞的抵抗力變弱時（體力衰退時），感冒、結核等病原菌就趁虛而入，侵襲衰弱的細胞與組織，結果細胞的機能惡化，就顯現出各種病症。

至於吃了腐壞食物引起的腹瀉或腹痛，或是吸入有害物質造成的中毒，都是因為細胞受到損害而失去正常機能所致。

另外，由於農藥、化學洗潔劑、食品添加物而損及健康的人愈來愈多，這也是有害物質破壞了人體細胞的緣故。

不論是大氣或水質污染所造成的公害病，舉凡眾所皆知的各式各樣病症，大蒜之所以能達到療效，是因為它具有防止細胞衰弱，促使其機能活化的多量成分。

為了理解這個事實，必須先從細胞的本質談起。首先，來看看細胞的構造。

一個細胞是由黏稠如果醬的原形質所組成，其中包括了細胞核、細胞質與細胞膜。

「細胞核」是由核液、染色體、核仁所組成，外圍包覆著核膜。

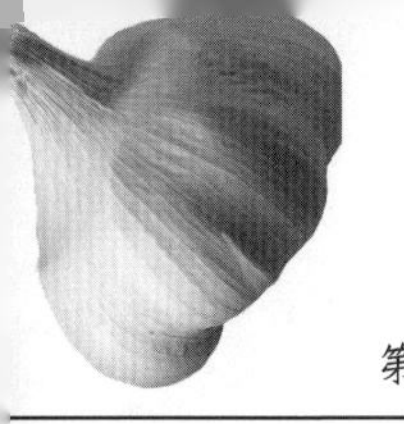

「細胞質」當中，還有中心體、高爾基體、系狀體等。

細胞質是細胞的實質構成要素，它是由透明質及其中所含的許多顆粒所組成。

透明質是由水、蛋白質、脂質等所組合成的極其複雜的一種「膠質」。膠質（colloid）的字源來自希臘文，表示物質的狀態。

膠質和人體的關係非常密切，舉凡肌肉、血液、分泌物，都可以說是膠質溶液及其凝固物質。膠質在經過一段歲月後，分子會聚集成粒子而沈澱。

這種現象就好像是墨汁放久了，墨和水分分離變成固狀，是一樣的道理。

墨汁在水分尚未分離的原始狀態時稱為「溶體」，時久而凝固則稱為「凝膠體」。所以，人體的細胞質膠體在年輕時也是「溶體」，而老化的細胞就變成「凝膠體」了。

胎兒、幼兒等處於溶體狀態的年輕細胞，其中的水分高達百分之八十～九十。到了成人，就變成百分之六十五；上了年紀後的老人，更是漸漸地減少。

嬰兒及小孩的肌膚之所以細潤光澤，就是因為細胞處於水分極多的狀態。相反地，老人的皮膚乾皺多紋路，是因為體內充滿了水分缺乏的凝膠狀細胞。

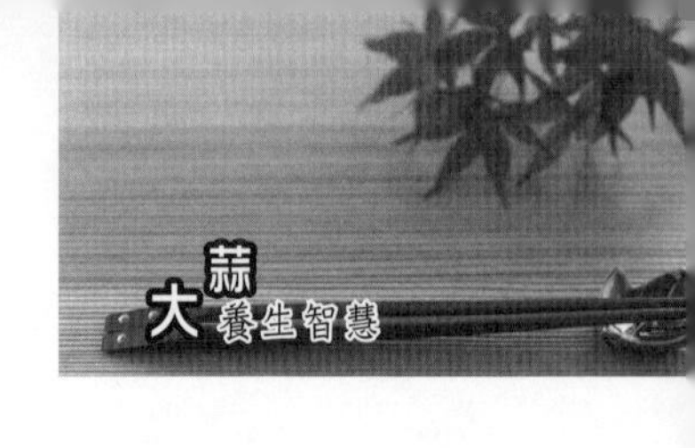

在年輕健康的細胞內，酵素可以活潑地運作其機能，將血液所輸送進來的營養素、氧氣，變化成身體內所必須的各種成分，使「物質代謝」順利地進行。另一方面，將不要的廢棄物排出體外。

但是，失去元氣的凝膠化細胞裏，酵素的機能變弱，廢棄物、疲勞要素都積存於體內，身體狀況逐漸失去協調而產生疾病。

因此，要維持健康，並且鍛鍊強健體力免於罹患成人病或更年期障礙，就必須預防細胞的凝膠化，讓細胞質處於水溶性的溶體狀態是最重要的。

大蒜中含有蛋白質、脂肪、醣類、維生素及礦物質，具有預防血管老化、免疫力、衰弱等作用，不僅能防止細胞的老化，更具有使細胞恢復水溶狀的作用。

尤其是大蒜營養成分中的「S—S結合」，具有活化細胞的神奇效力，而且其所含的維他命C，也能助長細胞的回春。

大蒜之所以貴為健康食品之王，又能發揮適應百病的神奇威力，全歸功於大蒜富有使細胞機能活性化的營養成分。

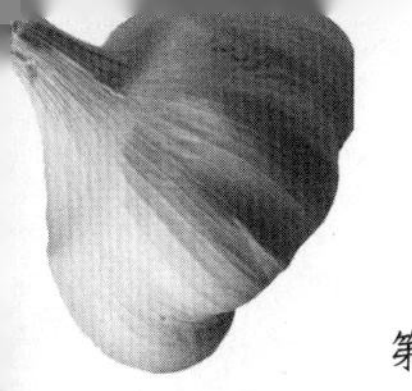

●大蒜的增血作用

為了維護健康，使身體不受疾病侵襲，大蒜能清除血毒，保持血液的清潔與暢通；營養成分中的「增血作用」也不可等閒視之。經常補充體內新血，使血液循環通暢，也是維持健康的根本之一。

將密佈於人體內的所有動脈、靜脈、微血管銜接起來，可以繞地球四周，約有十六萬公里長。

同時，人體內的血液總量，大約是人體重量的十三分之一，以成人來說大約是五公升。

血液不停地在血管內流動，遍及全身各處，是維持生命機能的重要因素。

血液的主要機能如下：

①輸送肺臟所攝取的氧氣到身體的各個組織。

②運送消化器官所吸收的各種營養素到身體的各個組織。

③將各組織所進行的物質代謝產生的碳酸廢氣，輸送至肺部，再排出於大氣

中。

④將各組織的物質代謝所產生的廢棄物，運送至腎臟，再經由尿液排泄。

⑤輸送內分泌器官所生產的荷爾蒙到需要的特定部位，使其正常作用。

⑥輸送熱量，使體溫平均化。

⑦血液中的白血球所含的中性好球，具有食菌作用，藉此可抵抗病原體以維護健康。

⑧血液中具有免疫物質，帶有抗體可保健康。

⑨血液中具凝固作用因子，可防止大量出血所造成的生命危險。

這些血液的機能，若有一處發生故障，就會引起重大的疾病。

血液中正常的紅血球，其壽命是一百二十天，也就是大概在體內營運活動四個月後就會老化成廢物，這時則由脾臟等處理善後。

換句話說，每天大約有一百二十分之一的紅血球老化淘汰，但也有相對的新血球補充進來。

而白血球、血小板等血球，每天都有大量的細胞在分裂增殖著。如果，在細胞

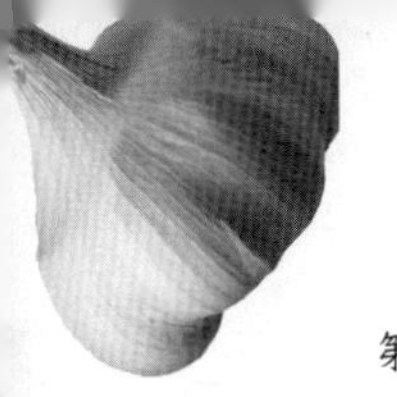

分裂中有突發異狀，就會造成白血病等。

同時，若受到放射線照射，或吸入抗癌劑等毒素時，會引起造血作用產生障礙，導致因血球不足而併發嚴重的惡性疾病。

在血液的病變中，為大家所熟悉的有白血病、血友病及紫斑病等，除此之外還有貧血、多血症、敗血症、惡性淋巴腺腫瘤等疾病。

至於白血病的成因，多數的學者都認為是肇因於濾過性病毒，而確實的原因尚未知曉。以往白血病多半是出現在兒童患者，不過，最近在成年及老年年齡層裏也有增加的趨勢。

眾所周知，白血病是因白血球異常增加而引起。但是，在原爆、水爆、X光線等放射線的傷害中，白血球則會顯著地減少。

直至今日，對白血病的醫療，僅只能延長其生存期間而已。

●大蒜能促進血液循環

生大蒜含有硫黃質，具有解毒作用，也可防止放射線所造成的傷害。至於完全

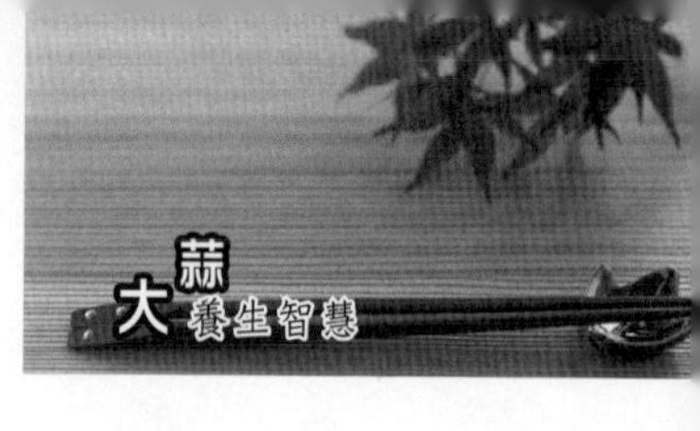

無臭大蒜的硫黃質，則蘊藏在S—腺苷基・甲硫氨酸的成分中，並未流失。

因此，X光線技師或核子能發電廠的從業人員等有放射性污染危險的人，都必須常吃大蒜。

另外，血友病也是難症之一。從乳幼兒時期開始，就有出血症狀，而且一點點傷口也無法止血，若不善加處理，隨時會危及生命的安全。

其原因來自遺傳基因者，約佔百分之六十；其餘的百分之四十，則屬先天性的疾病，並且只有男性才罹患此症，也是血友病的特徵之一。

但是，目前在日本因輸血而感染了愛滋病的血友病患，又成了世界矚目的社會新聞。

和血友病類似症狀的是紫斑病，利用維他命C、維他命K等營養素的供給，可以抑止病勢的蔓延。

經常臉色蒼白的人，大多是貧血症，而異常地臉頰通紅者，則可能是多血症。

貧血及多血，都會出現目眩、耳鳴、頭痛、呼吸困難及倦怠感等症狀，所以，血液過多或太少，對人體都會有不良的反應。

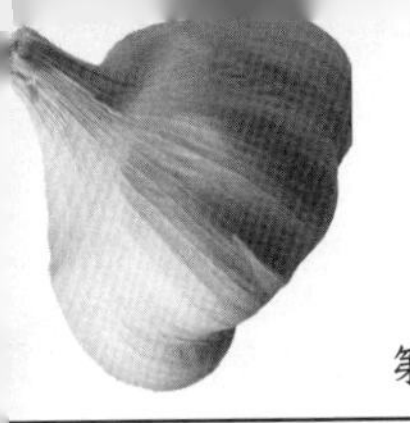

總而言之，血液的疾病大都會威脅到人體的生命。而且，血友病還會遺傳至下一代。為了子孫的健康與幸福，肩負生兒育女使命的女性，更應留意自己日常的飲食。

為了達到這個目標，經常地使體內充滿著新血，並促進血液通暢是首要之務。換句話說，必須使造血機能順利運作。

根據以往醫學界的見解，製造紅血球、白血球等血球器官，在胎兒期是肝臟、脾臟及骨髓，而成人則大部分仰賴骨髓的功能。

但是，「骨髓造血之說」，事實上是一種誤解。其實，血液是直接從食物中的營養攝取後，在腸內進行製造，這是由日本的森下敬一博士所發現的驚世之論。

而有助於腸的造血機能，則有維他命B_{12}、維他命M（葉酸）及大蒜的無臭營養成分。

尤其是大蒜可以促進鐵質的吸收，而鐵質又是製造血紅素（蘊藏於紅血球內）不可或缺的要素。

鐵質的缺乏，就容易造成體內血液不足而引起貧血。所以，在造血營養素中，

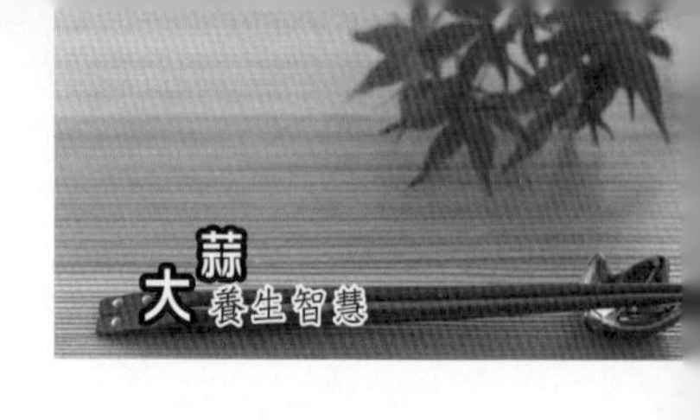

鐵質和蛋白質是同樣地重要。

含豐富鐵質的食品首推蛋、豬肝，其次是秋刀魚、竹莢魚等魚類及菠菜、香菜、南瓜、扁豆、皇帝豆、大豆、小松菜、酪梨、桃、梨、芝麻等蔬果。

但是，鐵質不同於蛋白質或醣類等營養素，其在體內不容易被吸收。即使從食品中攝取了十mg的鐵質，能被體內吸收的僅其中的十分之一左右而已，其餘的全都排出體外。

但是，大蒜內的維他命C，可以改變鐵質的形態，使其易於體內的吸收。所以，吃豬肝或魚類等料理時，佐料配大蒜，可以促進鐵質的吸收，對造血大有幫助。

而且，大蒜的無臭營養成分，可以使細胞本身的機能活化，且健壯輸送血液通達全身的心臟，因此，也有促進血行通暢的功效。

總而言之，大蒜的營養成分，是增血、通暢血行的特效食品。

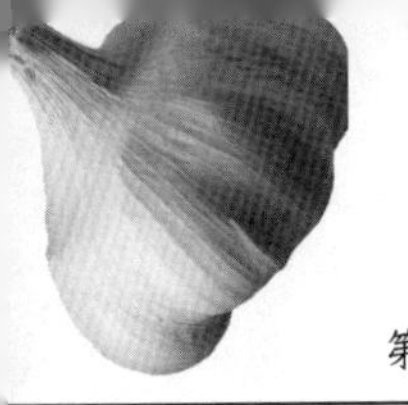

大蒜裏沒有「疲憊」

●解暑、禦寒、消除壓力

常吃大蒜時，不僅是年輕人，連老年人都可消除「倦怠感」。

前面提過，在炎陽高照下，揮汗營造金字塔的埃及奴隸，其體力來源就是大蒜。同樣地，萬里長城的大批勞工，也是大蒜在支撐著他們的體力。自古以來，中國人就是大蒜的愛用者。

由此可見，大蒜可以賦予身體熱量，以抵抗酷暑及嚴寒。一顆小如乒乓球的鱗莖（大蒜的可食部分），竟然蘊藏了如此大的威力，實在是大自然的一大神奇。

大蒜的神奇效力，主要是因為它所含的各種營養素都遠勝於其他植物的緣故。譬如熱量、醣質、維他命B_1及助長鐵質吸收的維他命C等。

醣質是在體內散熱而供給運動能量，但是，光是攝取醣質，也無法成為運動能

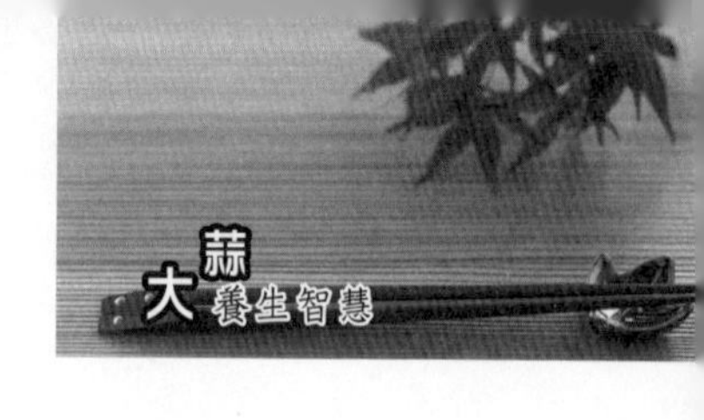

量。醣質要被消化吸收，成為熱及運動能量，必須仰賴維他命B_1的機能。

充分地攝取醣質，並十足地攝取使醣質轉變為運動能量的維他命B_1之後，自然體內的運動能量就會上升，不懼酷熱、嚴寒之害。

大蒜含有豐富的能源及維他命B_1，若和健康蔬菜的代表——菠菜相比，也勝過好幾倍。

新鮮菠菜所含的碳水化合物（能源）僅有三・六公克，而大蒜卻有二八・七公克，足足多出八倍。

另外，菠菜所含的維他命B_1是〇・一三毫克，大蒜卻為其二倍，大約是〇・二一毫克。熱量值也是菠菜只有二十五卡路里，大蒜則高達一三八卡路里，為其五・五倍。

常吃大蒜，到底在體力上會有什麼樣的效果呢?接下來，請看一則老鼠的實驗。

將二十隻老鼠分成A、B兩群各十隻，在A群的餌食內放入大蒜，在同樣的環境下，飼養四十天。

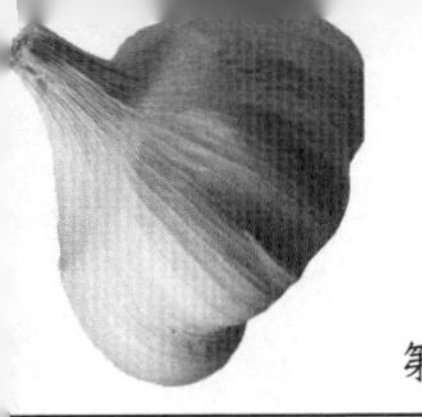

然後，試驗其游泳能力的高低。結果，餵食大蒜的A群老鼠，比普通餵食的B群老鼠，平均高出兩倍的游泳力。

從這個實驗中，證明了大蒜成分的「耐久力增強」，而這個耐久力就是不畏寒暑的大本錢。

不過，縱然是不懼寒暑的強壯之身，若有精神上的苦惱及壓力，也會變得垂頭喪氣，提不起精神來。

在複雜的人際社會裏，巧妙地處理人際關係，不被時代所淘汰，也是導致健康與否的要素之一；但是，生在人群，總有事不順遂、心情煩悶的時候。

在情緒低潮的時候，攝取維他命B_1，可以神奇地治癒，這乃是因為維他命B_1有改善精神狀態及使神經組織轉趨良好的功能。

所以，精神上的壓力、鬱悶高漲時，補充一些維他命B_1就可以改變情況，與其單獨攝取維他命B_1，不如也綜合攝取其他的B群（B_2、B_6、葉酸及B_{12}等），比較有效果。

鐵最重要的功能是製造血紅蛋白（hemoglobin）及使紅血球含氧。鐵質不足，

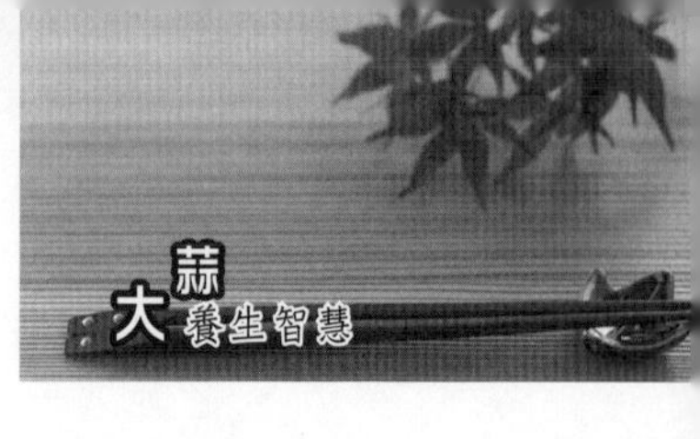

也是造成精神萎靡的原因之一。鐵質含於血液的血紅素中，而血紅素負責搬運氧氣。因此，鐵質不足時，血紅素就減少，氧氣的輸送就不完全。

如此一來，會出現疲勞、貧血、呼吸困難等症狀，並且對氣候的變化或芝麻小事變得相當敏感。

容易貧血的女性或孕婦，尤其要多量地攝取鐵質；而成年男性體力不足，容易精神萎靡者，也必須多食含豐富鐵質的食品。

健康的表徵就是富有強壯的體力，而要增強體力，就必須充分攝取蛋白質、醣質、維他命群、鈣質及鐵質等。

大蒜裏都適量地含有這些營養素，而且成分中豐富的維他命C，可以促使同時進食的其他食品之吸收，在體內進行各項的有效作用。

「不偏食、不挑嘴，各種食物都添加大蒜進食，即能永保健康」，這句話應是擁有強健體魄的不二法寶。

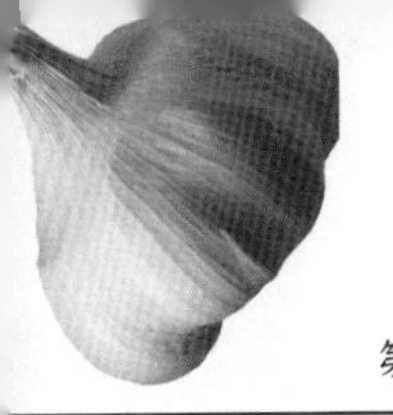

●大蒜讓妳麗質天生

嬰兒的肌膚最細緻柔軟，一點皺紋、斑點也沒有。然而，隨著成長，太陽的紫外線、大氣的塵埃以及各種的細菌，都無時不刻地傷害到皮膚的細胞，於是慢慢地長出黑斑、青春痘，逐漸失去光滑柔潤。

保持「青春美麗的肌膚」，是女性最關切的一件事，所以，化粧品的銷售從無間斷且持續擴展著。

但是，化粧品除了帶有香料、色素外，還含有化學物質，不良的化粧品反而會損傷皮膚。

最好的證明是，年輕時就濃粧艷抹的女性，雖然年華尚未老去，臉上已出現了深紋濃斑。而且若有過敏體質的人，反會因化粧品的刺激，而醜化了天生的肌膚。

保持肌膚的美麗與健康，從體內細胞的回春做起，是首要之務。

隨著年齡的增長，皮膚會變得乾燥粗黑，臉頰及手背長出許多斑點，這都是「皮膚老化」的現象。

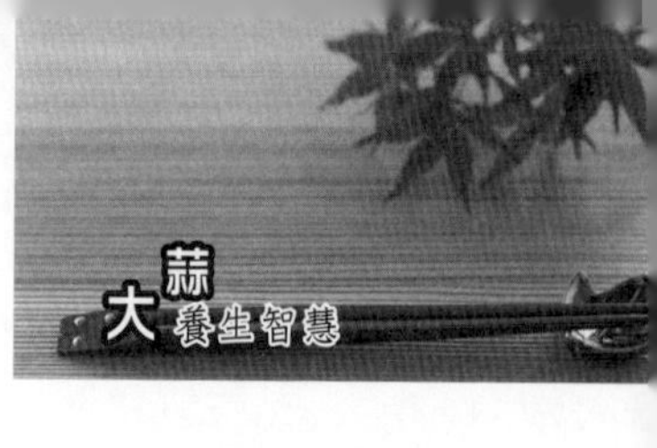

老化現象是因細胞的衰弱而引起，所以，若能使細胞保持年輕，就能保有青春美麗的肌膚。

大蒜的無臭營養成分中，具有使細胞顯現活力、回復年輕的作用。而且大蒜也含有健康肌膚所不可或缺的維他命B_2，因此，常吃大蒜必然能保持健美的肌膚。

本來，健康與美容是一體的，惟五官的美醜不在此列之中。總體而言，常吃大蒜的女性肌膚，都較光潤、不長黑斑皺紋。

韓國女性的肌膚之美，素來聞名，其秘訣大概是從母親的胎內開始就受惠於大蒜的緣故。

女性的容貌再怎麼眉清目秀，若是一臉病容，也毫無魅力可言。現代的女性擔心肥胖，大都施行節食、減肥，弄得很多人一身的貧血而臉色蒼白，此時縱然化粧能掩蓋一切，卻再也不是麗質天生。

另外，也有人故意曝曬陽光，或用人工的紫外線美容，把皮膚曬成棕褐色，而誇稱是「健康美」。

的確，棕褐色的皮膚看起來是比白晰的皮膚健康，但是，太陽的紫外線會加速

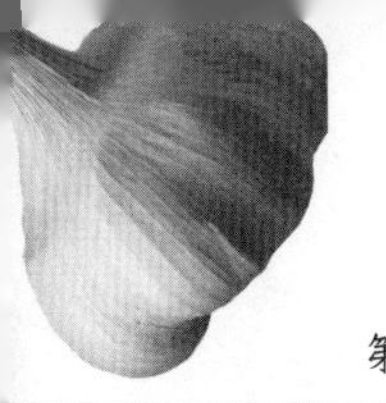

皮膚的老化，甚至可能造成癌症。所以，還是儘可能避免製造不自然的健康美較好。身心健康油然而生的「自然素肌美」，才是至高無上的美麗。

臉上會長青春痘，多半是便秘所造成，而解除煩人的便秘，也非大蒜中的沙基瓦敏複合體莫屬。

不僅是女性的肌膚，男性若是身心健康，即使上了年紀，皮膚也會油亮生輝。很多疾病都會反映到皮膚上，譬如：心臟不好的人，眼眶顯得青黑、唇色也泛黑；肝臟有毛病的人，鼻頭皮膚容易泛紅。

長年飲酒過多的人中，所常見的現象是，因酒精傷及肝臟，尤其是過度放縱的酒鬼，其皮膚都顯得污穢，甚至還有「酒糟鼻」出現。

另外，有過敏性體質的人，會在臉上出疹，老菸槍的肌膚則呈現濁黑的不健康膚色。

由此可見，皮膚乃是健康的指標，而美麗的肌膚就是健康的象徵。

大蒜不但可以治療體內的疾病，它還可以配合著洗面霜或其他美容保養品做臉部清潔、敷面的保養，使肌膚變得柔潤光滑。

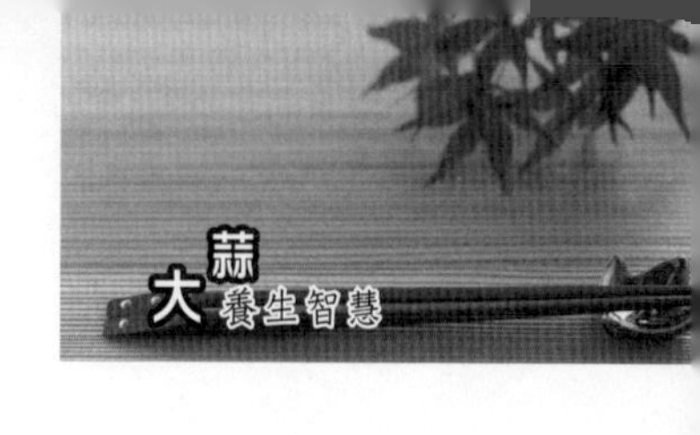

因為，大蒜具有促進血液循環及新陳代謝的作用，可以清除皮膚表面的老化角質，使肌膚顯出活力與彈性。

美容專家也曾提過，利用蛋白及大蒜白粉敷臉時，可以消除臉上的小皺紋。做法是一個蛋白加一小匙的大蒜白粉，仔細攪拌後，輕拍在整個臉上，歷時十分鐘，再洗淨。

迎接高齡化時代的來臨，作為其預備人選的中年女性們的願望是——「帶著美麗老去」。當然，這多半是指精神方面的美麗。不過，話中多少也盼望著能不駝背、不長皺紋斑點地老去吧！

因此，如果從現在就愛用大蒜，那麼「帶著美麗老去」的願望應不是奢求了。

如前文一再地重複，大蒜含有許多我們人體健康上所需要的營養素，若能配合著其他的營養食品佐食，尤其是含多量維他命群及鈣質的食品，不但使肌膚美麗，我們的手、腳、腰、眼、耳、齒等都會變得健康強壯。

大蒜簡直就是「大自然所賜的萬靈丹」。利用它，我們的人生不僅是現在，甚至未來，都會變得健康又美麗。

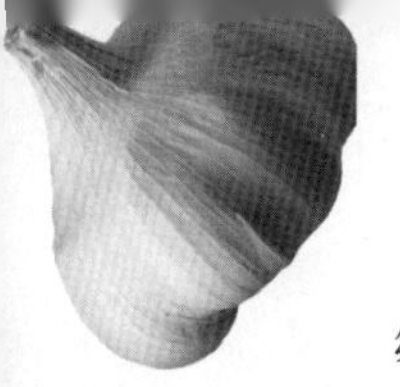

第三章
大蒜的適應病症

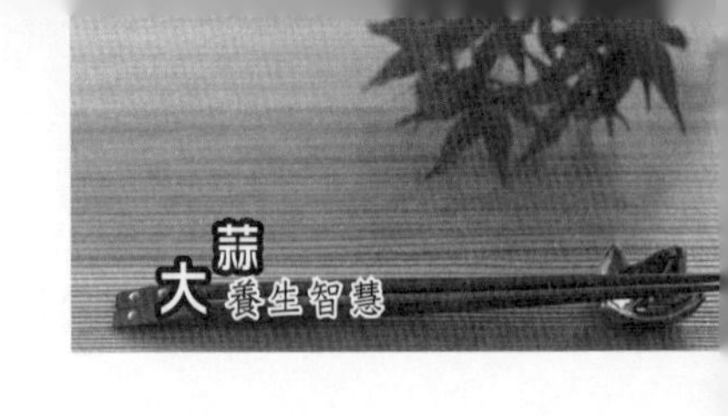

防癌的飲食生活
——大蒜與體質的關係

「三軍總醫院提出動物實驗證實，大蒜中的某些成分，確具有預防癌症發生效果，未來並可能藉以發展出『抑癌劑』。

三總臨床研究部免疫研究室以大蒜進行預防癌症發生研究，發現大蒜具有最穩定的抑制癌症發生效能，而於一項公開的記者會中，發表上述令人振奮的成果。

免疫研究室研究人員劉振蓉指出，該項研究係以倉鼠做為動物實驗對象，其中實驗組係先餵食大蒜，再在鼠口腔塗上化學致癌劑，對照組則不餵食大蒜，即直接在鼠口腔塗以化學致癌劑，隨即分別觀察兩組倉鼠癌症發生情形。

劉振蓉表示，吃了大蒜的倉鼠，免疫系統發生增強反應，具有預防癌症發生的效果，顯示大蒜可能是一種『生物反應改良劑』，經由引發動物的免疫性能，達到對抗癌發生的效果。

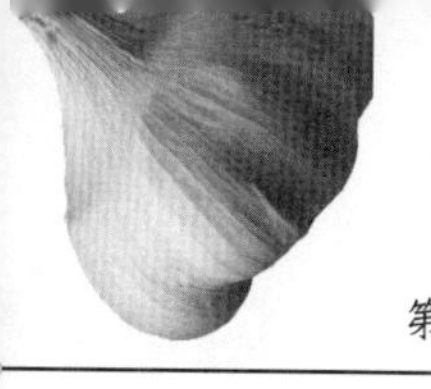

她說，目前由實驗結果，已可確知大蒜中的某些成分具有防止癌症發生的效果，至於那種成分，尚需進一步研究。

該院免疫研究室目前繼續運用由大蒜中抽取出的各成份，進行抑癌研究，期能在未來發展出『抑癌劑』」。（以上摘自一九八七年七月十九日台灣日報）

大蒜並不是藥草，而是屬於蔬菜類的食用農作物。只是，它除了是日常飲食中的常用佐料外，更具有生理活性作用（藥效），所以被稱為「萬病神丹」。

的確，大蒜的營養成分，會顯著地增強體力，並對各種病症具有療效。但是，因個人的體質不同，也有效果不彰之例。

因此，本章參考了專家學者的意見，將大蒜所能適應的疾病，具體地做一番說明。

在癌症、心臟病、腦中風等三大成人病中，癌症是最折磨病人的難症。

一般人都「聞癌心懼」，而癌症患者每年都在增加中，以致「癌症的預防與治療」變成每個國民必修的常識課程。但是，就連今日醫學的發達，也沒有百分之百治癌的特效藥。除非是早期發現、早期治療之外，一旦罹患癌症就很難身免。

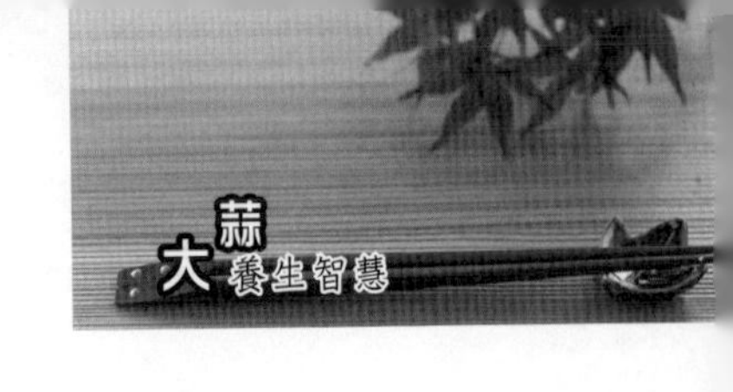

所以，平常防癌保身的最佳良策是，注意預防致癌的飲食生活。

所謂注意防癌的飲食生活，從結論說起，就是多攝取富有鈣質、蛋白質及維他命類的食品，並常吃大蒜。

根據以往的研究所得到的證實是，癌症患者體內的鈣質比健康人要少得許多。眾所周知，鈣質是使骨骼健壯的營養素，並有抑制癌細胞的功能。

因此，大量地攝取鈣質，等於是事先防止癌症的發生。

據說居世界長壽國之冠的日本，尤其是沖繩島的居民，個個長命百歲，原因是其飲水中含有鈣質。

沖繩島四周遍佈珊瑚礁，整個台地是由琉球石灰岩所組成，而珊瑚礁及石尖岩本身就是鈣質。

沖繩島的醫療設備並非十分地完善，但是，大部分的人民都身強體壯，原因是含鈣質多的飲水，以及島民減低含高蛋白的豬肉脂肪之獨特料理所致。

防癌食品中，鈣質及蛋白質都是有效的營養素，而大蒜的營養成分及各類的維他命也是不可或缺。因為癌症是細胞的疾病，若要強化細胞，則鈣質與蛋白質等是

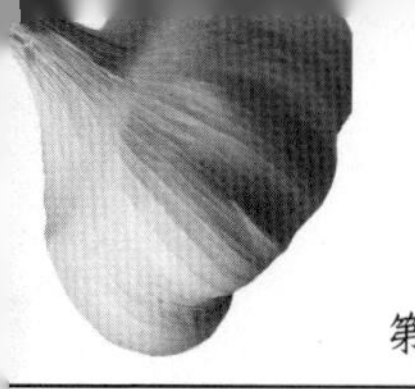

必須的營養要素。

老化的細胞容易變成腫瘤，其中的惡性腫瘤細胞就稱為「癌細胞」。腫瘤細胞全然無視周圍正常細胞的存在，一再地進行細胞分裂與增殖，並且不停地破壞正常細胞。所以，癌症也叫做「細胞分裂病」。

大人與小孩所罹患的癌症，其性質與發生部位都大不相同。兒童的癌症，大都出現在血管或淋巴腺，而大人則發生在胃或肺等臟器。

換句話說，大人的老化臟器很容易受到癌的侵襲。而且，年過四十的致癌率相當高。可見，細胞的老化，才是癌症的真正原因。

大蒜的營養成分之所以能防癌，是因為大蒜能阻斷致癌物亞硝氨的化學合成，能抑制癌細胞生長，對癌細胞有殺傷作用。大蒜含豐富的硒，能加速體力過氧化物的分解，減少惡性腫瘤所需的氧氣供給，從而抑制癌細胞。同時還含有多量且深受矚目的抗癌物質——有機鍺。

鍺的任務是把自身附著在氧分子上，這些氧會被攜帶到全身各部，以增加細胞的含氧量。人類的身體由氧來維持免疫系統正常運作，因為氧有助身體排除毒素。

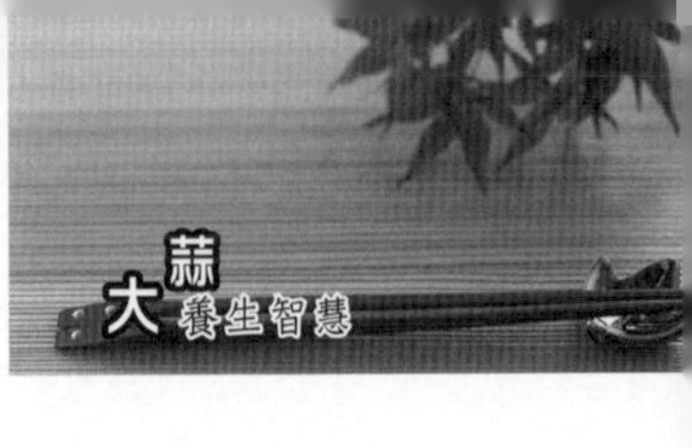

常吃含鍺量豐富的食品，就不容易罹患癌症。譬如，韓國是眾所周知的食大蒜王國，其國民的癌症患者比其他國家來得少，這大概就是大蒜防癌效果的明證。

平常若能多加攝取含豐富鈣質、蛋白質、維他命類和牛奶、奶粉及小魚干、芝蔴、有色蔬菜、蘆薈等，又不忘佐以副食品的大蒜時，細胞就不容易衰壞，如此一來，即可儘量地避免癌的侵襲。

大蒜的油性成分有益於心臟病的治療

——預防膽固醇

在歐美國家，因心臟疾病而死亡者，常居死亡因素的首位，台灣十大死因中，心臟疾病居第二位，佔十・八%。由此可見，心臟病對人類性命的威脅有多大。

在心臟病症當中，尤其令人可怕的是心肌梗塞與狹心症。這兩者高居心臟病死亡率的百分之八十。

心臟的機能是使體內的血液順暢流動，而主持這個類似「幫浦」作用的是構成

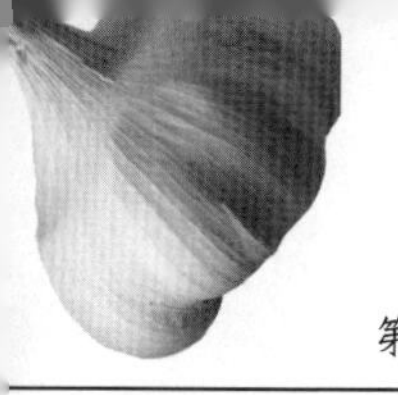

心臟壁肉的「心肌」。

藉由心肌的收縮，血液才壓縮而出。血液是由冠狀動脈供給而來，且在輸送的過程中，也是利用肌肉的收縮運動來調整血液的流動方向。

你的心肌是全身最重要的肌肉。要瞭解自己的心臟功能，可做一個簡單的脈搏測試。檢查脈搏的最佳時機是早上剛起床的時候，如果你的脈搏在六〇以下，表示心跳規律；如果脈搏在八十以上，你可能必須改變飲食及作息。

狹心症是冠狀動脈變厚、變硬、變窄，引起心肌的氧氣不足，而突發性地發作。通常，狹心症的發作，數分鐘內就可以平息。所以，若能耐得住發作的瞬間，即可免除生命的危險。

至於心肌梗塞症，則是因冠狀動脈的急性閉塞，而造成一部分心肌組織壞死的疾病。因此，心肌的壞死範圍愈廣，猝死的機率也愈高。

經由各方面專家的研究結果，狹心症與心肌梗塞的原因，乃是血液中的膽固醇與中性脂肪含量過高。而膽固醇與中性脂肪之所以增多，最大的原因是攝取了過量的動物性脂肪。

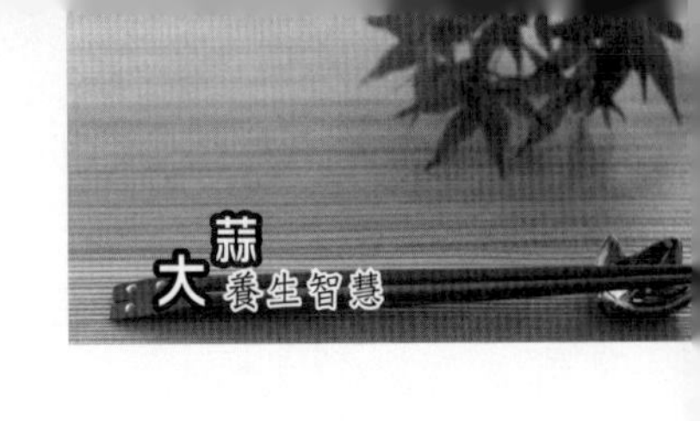

牛肉、豬肉幾乎是大多數人所喜歡的食品，但是，若多量地攝取這些含豐富動物性脂肪的食品時，血液中的膽固醇及中性脂肪量就會節節升高，結果將引發狹心症，甚或心肌梗塞症。

大蒜的營養主要成分中，具防止血管狹窄、阻塞的優越功能。所以，是預防心臟病和腦中風不可或缺的要素。

根據歐美學者的研究，證實了大蒜具有加速凝固血液的分解效果。在一九八九年，一項研究報告中還提及「大蒜的營養成分有益於心臟病發作或腦中風的治療」。

該項研究還做了一個實驗，以四百名心臟發作宿疾患者為對象，其中二百名給予含大蒜營養成分所抽出油脂的藥物服用，其餘者服用一般的藥物，如此進行了三年的治療與觀察。

結果，服用含大蒜營養成分的患者群，比另一組患者群，其血液中的膽固醇、血壓等都降到極低的數值，同時，因心臟病發作所造成的死亡率也降低了許多。

從這個結果看來，有的人也許會突發奇想，認為即使因攝取肉食而罹患心臟

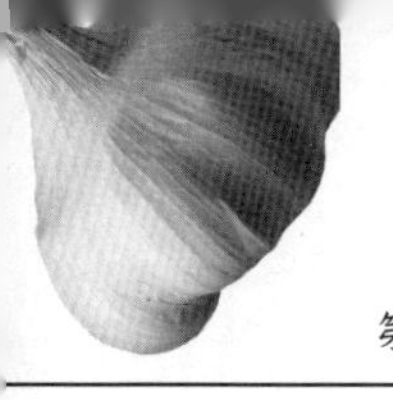

病，再吃大蒜就沒事了。

其實，以肉食為中心的歐美人，不要說是牛排，像蝸牛之類的料理也多用大蒜當佐料。但是，居死亡原因首位的仍是心臟病，可見攝取動物性脂肪所帶來的不良影響多麼鉅大。

由於，蛋白質是增強體力所不可或缺的營養素。所以，許多人都以為牛肉、豬肉等食品，是維持體力、精力的必須食品；孰知，攝取牛肉、豬肉等動物肉類以外的蛋白質，比較能避免動物性脂肪的危害。

比方，牛奶、脫脂奶粉、小魚干、大豆等所含的蛋白質，都是絕佳的蛋白質。

心臟保持強壯，就等於細胞處於青春活潑的狀態下。而要保持細胞的年輕活力，大蒜的無臭營養主要成分（沙基瓦敏複合體）再加上牛奶、乳製品或豆腐、海藻、新鮮蔬菜，調配成的飲食方式最為理想。

如此一來，不但可以避免膽固醇、中性脂肪的增加，又可防止細胞的老化。所以，心臟的律動機能活潑，想要長命百歲並不是夢想。

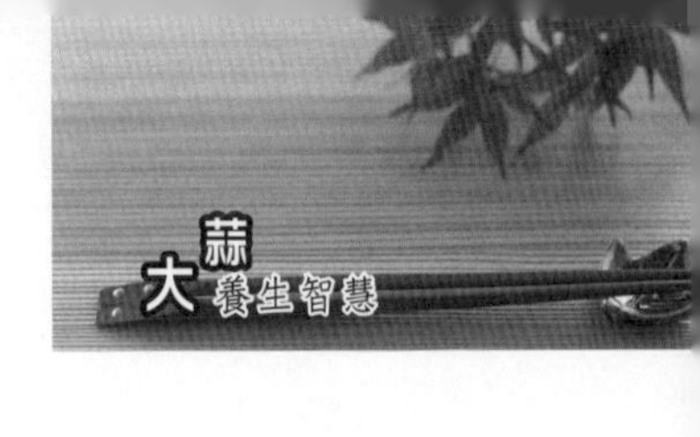

腦中風、高血壓、動脈硬化等最適合自然療法
——使血管潔淨，促進血液循環

多食肉類時，其中的動物性脂肪所含的多量膽固醇，就會附著於血管壁而沈澱。結果，血管失去柔軟性而引起「動脈硬化」、「高血壓」。

腦血管若是阻塞或出血時，會因腦中風而倒地，其原因也來自動脈硬化。至於狹心症、心肌梗塞、心律不整等可怕的心臟病，或腎萎縮、尿毒症等腎臟病，也都是肇因於動脈硬化。

動脈管道引起阻塞時，就好像高速公路的交通阻塞一樣，各線車道都動彈不得。

印度的臨床血液專家波爾迪亞發表了一份報告，提到：「大蒜所含的油性成分可以降低導致動脈硬化的膽固醇」。

大蒜能降低血脂及血液的黏稠度，有明顯的抗血小板聚集作用，可改善心腦血

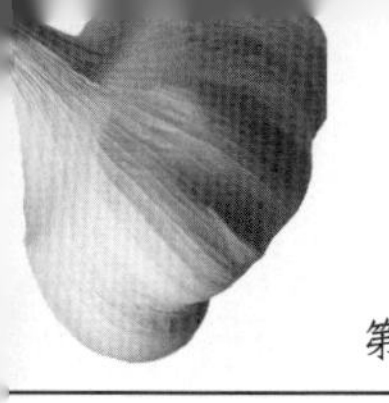

管動脈硬化，減少血栓形成的危險性，使腦中風的發作危險性大為減少。

大蒜所含有的油性成分非常稀少，僅佔鱗莖總成分的百分之〇・一而已。事實上，此油性成分中的某一成分，具有降低膽固醇的作用。

當然，大蒜的無臭營養成分「沙基瓦敏」也含有此油性成分。另外，大蒜還含有降低血壓的成分，因此，常吃無臭大蒜者，都異口同聲地說：「不知不覺中，膽固醇值降低了」、「血壓降低，頭也不痛了」等等。

患有高血壓的人，多半會服用血壓降低劑，可是使血壓降低的藥物，一般都會有某種程度的副作用。

譬如，有不少人訴苦地說：「血壓是降低了，卻沒有食慾。」或者「膽固醇值恢復了正常，血壓也降低了，但是，臉色一直不好。」

這是因為所服用的藥物產生作用，會強行擴張血管，或抑止了交感神經的正常機能，而造成血管以外的組織，產生了不良的影響。

在這一方面，大蒜的功能並不只是針對損傷的部位，進行「頭痛醫頭，腳痛醫腳」般的治療，而是配合著人體的自然組織，做綜合性的良好運作。

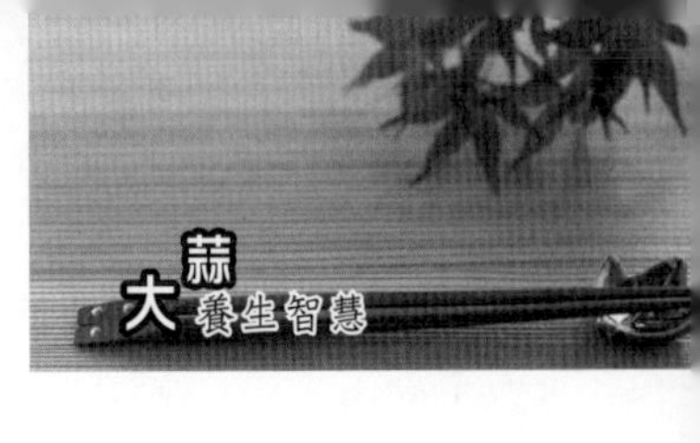

除了外科方面的疾病，舉凡內臟之類的疾病，也儘可能利用自然療法較好。附帶一提的是，高血壓的致命傷是食鹽。平日的飲食必須節制鹽分與動物性脂肪的攝取，當然更應絕對禁菸。取而代之的是，要多量攝取香菇或海藻類。

血壓的記錄方式是用收縮壓對舒張壓的比例值。正常的血壓是一二〇mmHg，舒張壓是八十mmHg。不過，只要是一一〇／七十到一四〇／九十之間的都算正常。一四〇／九十到一六〇／九十或一六〇／九五之間的，則意味著瀕臨高血壓。

有一項動物實驗的報告說，在雞飼料裏添加香菇，膽固醇會逐漸地減少。另外，也有臨床實例顯示，給與膽固醇高的患者每天食用二公克的香菇，結果平均降低了百分之十～十七的膽固醇值。

在明朝的古籍《本草綱目》上，也曾記載：「香菇能益氣、耐飢、治風邪、破血。」

香菇含多種酵素和氨基酸，成分中有一種稱為「麥角甾醇（酵母）」的自然物質，這個物質和大蒜同樣具有降低膽固醇的作用。

生鮮香菇的香氣來自松茸醇和正戊基乙基酮等，乾香菇的香氣來自酮類成分。

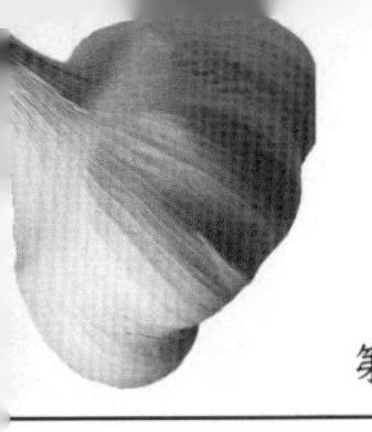

烘乾的香菇中，含有豐富的植物性蛋白質，又有多量的鐵質與鈣質，是可以多加進食的健康食品。

另外，海藻類也是非常有益於身體的食品。它所含的亞爾肌酸（alginic acid）物質，具有預防腦中風的強大威力。同時，海藻類也是鐵質及鈣質豐富的食品，不論是病患或健康的人，多食海藻及大蒜，一定可以享受更健康的生活！

大蒜是治感冒的「特效藥」——首要之務乃增強體力

「吃蒜頭的人不容易罹患感冒，而且它能使體力增強。這是台北市建成國中的一群學生長期實驗所得的結論，並獲得研究精神獎。

建成國中的學生以「蒜頭的妙用」為題，作了一項科學實驗，他們是以老鼠分成兩組作實驗，結論發現每天食用蒜頭的這組老鼠，和都不吃蒜頭的那組老鼠，統統同時放入水中，妙的是不吃蒜頭的老鼠，竟比吃蒜頭的老鼠，提早二個小時溺

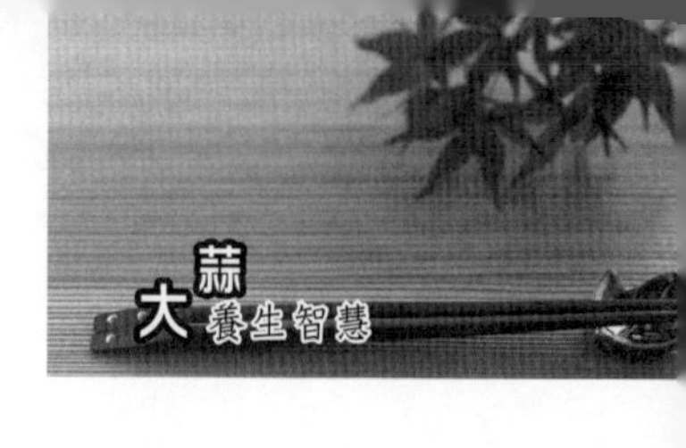

斃，再經過多次實驗仍是如此，顯示吃蒜頭能使身體的持續力增強。

結論中指出，他們又將同學分成兩組，一組每天吃蒜頭，另一組一點都不吃，結果在感冒流行期間，吃蒜頭的那一組只有一個人發生感冒，而另一組不吃蒜頭的卻有十三個人感冒，其中四個人因重感冒而請假休養，經兩個星期才康復。可見蒜頭有預防感冒和增強抗菌力的功效。

結論中說，他們分析了蒜頭中含有蒜油，也有不活性的大蒜酵素，當蒜頭被磨碎時，會分解蒜素和氨及焦葡萄酸，而且有異常的殺菌力，其中蒜素具有活化全身細胞作用，使人體的持續力增強，及產生抵抗和防止感冒的功能。

這群學生在證實蒜頭的功能之餘，也建議腸胃不適和胃潰瘍的人不要吃。至於要吃的人，最好每天吃五克到十五克，並分三次吃，如果能和蛋白質的食物共吃，可稍減口臭。此外，如果家中買了大量蒜頭，可去皮泡在醬油或酒中，以避免發芽。

據瞭解，蒜頭的功能自古就被肯定，有許多醫師都鼓勵消費者食用，另也有健康食品廠商抽萃蒜頭中的油質製成蒜油精或蒜油丸。但是經過以老鼠和人體來作長

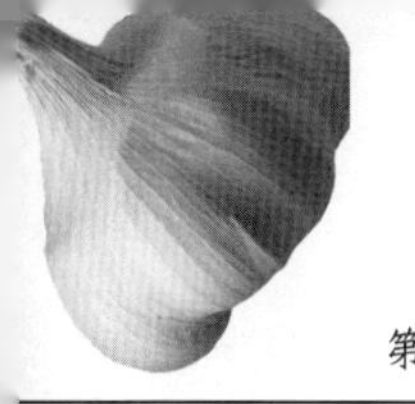

期的觀察和試驗之後，建成國中的這項試驗獲得了今年台北市中小學科學展覽的研究精神獎。這項展覽正在弘道國中舉行，到十日結束。」（以上摘自一九九〇年三月四日民生報）

一個現象在無意間會影響到別的結果。譬如，日本自古有句俗諺說：「大風吹起，水桶店就大發利市。」

因為古時候大風一吹，灰塵就吹進眼內，造成盲人的遽增。盲人為了謀生，必須彈奏三味線（琴鼓），如此一來，製造鼓面的貓皮需求量就變多，促成貓的大量喪生。結果，老鼠樂得發狂，亂咬水桶，水桶店的老闆就財源滾進了

這個俗諺雖是有些誇張，不過，談到人的疾病，卻有許多雷同之處。

世上大概沒有比人體的構造更巧妙的了。所有的器官彼此密切地運作，以保生命的延續，但若有一個部位發生故障時，則多半會影響到全體機能。

感冒是所謂的「百病之長」、「萬病之源」。它會牽動既往症，使宿疾惡化，因此，體弱或年紀大的人，必須小心慎防。

感冒的一般症狀如頸部充血、咳嗽、呼吸困難、頭痛、發燒、噴嚏、眼睛出

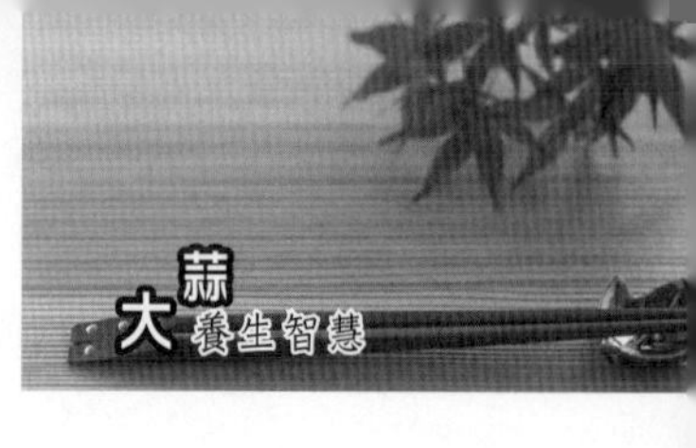

水、情緒不安等。如果發燒超過三八・九℃達三天以上或喉嚨出現黃斑或白斑、下顎及頸部的淋巴結（淋巴腺）腫大，或畏寒時，必須求醫診治。

不過，感冒卻是人人最容易罹患的病症，通常一個人一年平均約感冒五、六次。所以，因感冒而向學校或公司請假的人，往往被視為懶惰鬼。

因此，健康的基本條件是「不會感冒」。

中國自古就把大蒜視為「治感冒的神丹」。據說古時候的人認為感冒是因惡靈作祟而引起，所以，為了逼出體內的邪氣，就進食味道濃烈的大蒜。

姑且不論這個傳說是否過分迷信，然而古代的人大概已經知曉大蒜是優良的健康食品，而把它也應用到治療感冒上。

感冒不易治療，因為引起感冒的病毒有能力改變大小與形狀，而且有上百種形式，使對付感冒的疫苗幾乎無從製造。

很多人一旦患了感冒，就立刻買感冒藥吃。不過，直到現在，還沒有真正能治癒引起感冒的濾過性病毒的特效藥。一般的感冒藥，頂多是減低其症狀、退燒而已。

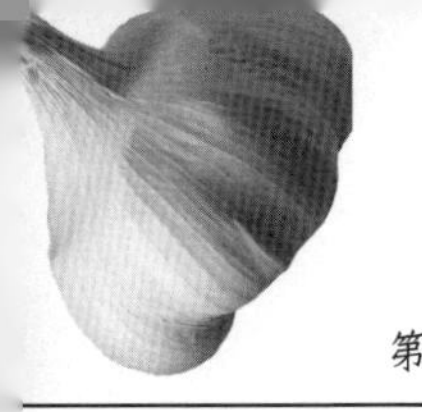

至於抑止鼻涕分泌的抗組織氨藥劑，具有催眠的副作用，駕駛員必須小心服用。

總而言之，為了不讓感冒侵犯到人體，首要之務就建立強壯的身體。但是，不幸染上感冒時，最好不要依賴藥物治療，而應多喝一點加洋蔥的味噌湯，以保暖身體；同時，安靜地休息，反而會早日康復。

日常生活裏，若能常吃大蒜，就可以建立強壯的身體，不怕感冒的侵襲。套句「大風吹起，水桶店就大發利市」的俗諺來說，吃大蒜，胃腸健。胃腸消化吸收好，營養順暢身體壯。血液循環好，細胞就回春。鼻喉黏膜變強健，流行性感冒不再入侵。

但是，失去體力、病弱的人其情況就不一樣。胃弱、消化不良、血行不順、細胞老化……，稍不留意，就讓病菌得逞。而疾病又會減低體力，惡性循環便一再地反覆不已。

二〇〇七年英格蘭的「大蒜研究中心」研究顯示，大蒜也是一種有效的抗氧化物和抗生素，能消滅一種非常危險的葡萄球菌，也就是造成葡萄球菌感染的細菌。

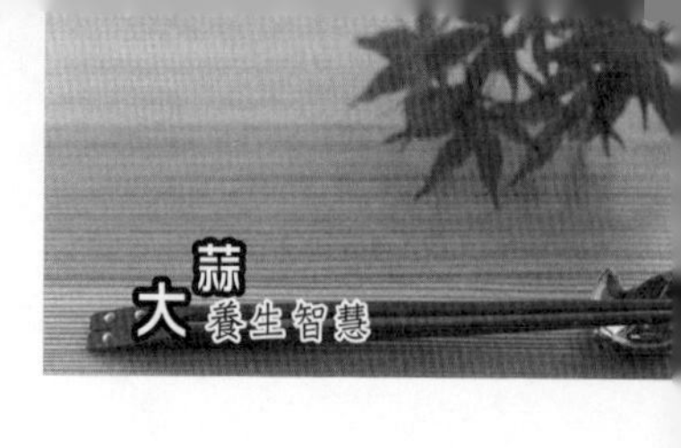

大蒜有助於對抗普通感冒。

不過，由於大蒜的威力強猛，有的人擔心體弱的人也許不適合食用。事實上，若是從大蒜所抽出的無臭營養成分，任何體質的人都可以安心服用。

若要扼殺感冒等的濾過性病毒，維他命的機能非常重要。諾貝爾獎得主的L・波林克博士發表演說中，提到：「維他命C可以預防感冒。」

日本佐賀大學的村田副教授又做了實證，於是「維他命C可以預防感冒」的觀念大為流傳。但是，維他命C很容易因水或熱而遭受破壞，同時，在體內存留的時間也很短促。

為了提高體內維他命C的存留率，使細胞機能活化是非常重要的。

大蒜的無臭營養成分，就具有使細胞活化的作用。因此，常吃含豐富維他命C的草莓、美國花菜或柑橘類，並補充大蒜的無臭營養成分，對於容易久延的病情或感冒症狀，也能輕易治癒。

此外，大蒜的無臭營養成分中，也含有大蒜特有的豐富維他命C。

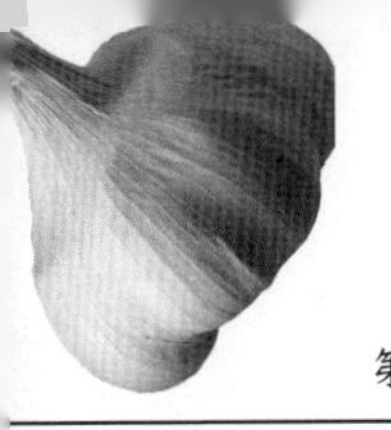

治頭痛要常吃大蒜
——止一時之痛的鎮痛劑是危險物

引起頭痛的因素很多，包括：壓力、情緒緊張、便秘、眼、鼻、喉的疾病，空氣污染、頭部創傷、使用藥物、喝過量的咖啡等。

頭痛可能來自伴有高燒的流行性感冒、日本腦炎、腦腫瘤、眼疾、鼻病或蛀牙等。

但是，一般所說的頭痛，是指青春年齡期的憂鬱症、更年期障礙的頭重感，或是季節性的頭痛、偏頭痛、高血壓等。

若沒有頭痛，頭腦必然清晰，工作或學業就能順利進行。

而女性因生理痛、妊娠惡阻（害喜）、更年期障礙所造成的疼痛，大多是惱人的頭痛。這些頭痛若以鎮痛劑抑止一時的疼痛，有時卻會造成再生不良性貧血症，甚至會因此疏忽掉嚴重的病痛。

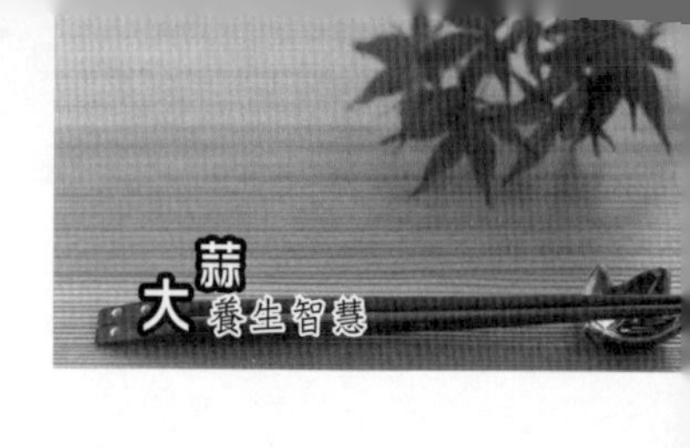

在醫療上，有所謂的「隱蔽」法以治頭痛。它是使疼痛變得麻痺，不再有感覺。這個方法和治癒法相反，並不值得推薦。

美國研究大蒜的權威，百亭格博士這麼說過：

「使頭痛麻痺並不是最好的治療法。利用鎮痛劑可能會併發惡性貧血，不如任由它去還來得好些。」

和頭痛糾纏的人生，任何人都不會好受。如果有懼光、視線模糊、嘔吐後能消除眼睛後面的壓力、食物過敏、頭部及太陽穴有脈搏顫動、心悸、色彩的視覺改變等症狀，最好能早日治療，以挽回明朗的日子。

除了因重大疾病所造成的頭痛之外，若能了解引起頭痛的原因，一定能找出一個合理的方法來消除。

那麼，頭痛是怎麼發生的呢？

那是頭皮或血管，以及頭蓋內的腦膜等構造，對疼痛極其敏感所致。

所謂頭痛，百分之九九・九都是頭蓋骨外側或裏面的「充血」（稱為「紅潮」）現象。

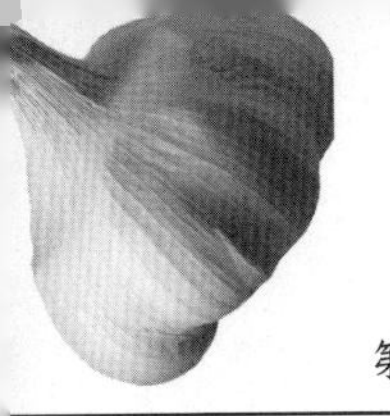

對疼痛極端敏感的頭部血管，一旦充血時，痛不可言。因此，宿醉或伴有發燒的一般性頭痛，原因在於頭部動脈的充血。

普通的頭痛，不一定有特定的原因，而是頭部血管阻塞所引起。因此，其對應之策是使血行順暢即可。

頭痛時，最好能限制使用酒、咖啡因、香蕉、巧克力、乳酪、柳橙類水果、燻魚、洋蔥、花生醬等發酵食物。

不依賴西藥，而以安全性的植物來通暢血行，並使血管堅韌的方法中，大蒜的無臭營養主要成分最為恰當。

頭痛的另一個次要原因是，「頸項肌肉的持續性收縮」。

頭蓋的外側或裏面，很容易因動脈的充血或發炎而造成血行阻塞。甚至，長時間保持不自然的姿勢時，也會引起「肌收縮性頭痛」。

目前的公司行號，採用電腦、電打等ＯＡ機器辦公者愈來愈多，而從事處理這些機器的操作人員，有肩酸、頭痛等現象者也與日俱增。其原因多半是頸項肌或側頭肌等肌肉收縮所引起。

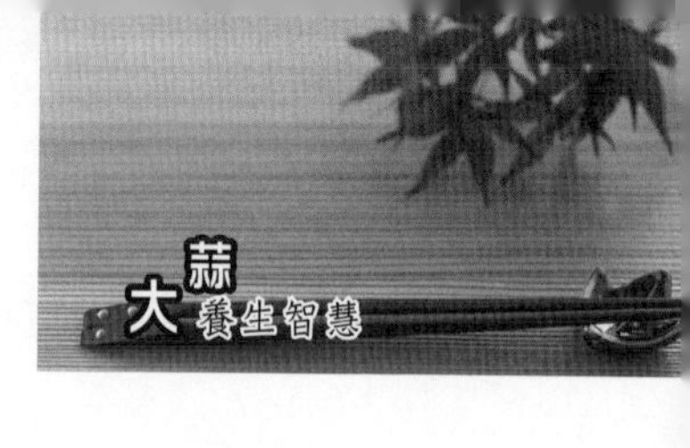

如果，再加上視神經的嚴重疲勞時，就會併發頭痛、頭暈目眩的症狀。這些頸項肌肉所引起的頭痛，也可以用大蒜治療。但是，必須每天持續地進食二、三片大蒜才能見效。

若對大蒜的臭味實在無法忍受的人，可以食用大蒜無臭營養成分所製成的健康食品。因為大蒜的無臭營養成分——沙基瓦敏複合體無臭又無害，可常食用，並可消除導致頭痛的原因。

大蒜浴能治肩酸

——「垂釣體操」對肩酸最具療效

提起肩酸，以中、老年人的肌肉老化，所引起的四十肩、五十肩最為常見。肩膀痠痛的三大原因是：①姿勢不良，②形成不良姿勢的生活環境，③精神負擔，即壓力。不過，在相同的環境下，有人容易肩膀痠痛，有人卻不容易。所以，肩膀痠痛出現時，其實是由各種誘因發揮作用而造成。

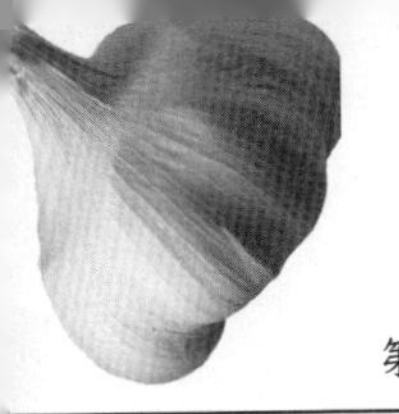

肩酸的首要原因是，在不正確的姿勢下，某特定肌肉的過勞而引起。

從事事務性工作的上班族中，肩酸者有日益增加的趨勢。雖然姿勢正確，但是長時間的書寫或打字，造成支撐頭部的頭、肩肌肉緊張，血液循環也不通暢。當超過了某限度時，肌肉變得硬化並產生疼痛，這就是肩酸的由來。

肩酸也會因精神上的壓力或鬱悶而引起。若有令人牽掛的事情或煩惱時，肩部會酸疼得連頭也沈重起來。

另外，感冒初期或睡眠不足、高血壓、低血壓、蛀牙及視力障礙，甚或內臟疾病，也都會引起肩酸。

但是，純屬疲勞所引起的肩酸，主要係因頸項到肩之間的肌肉或背脊兩側的肌肉血行不暢，造成肌肉乳酸等疲勞素的積壓狀態而引起。

使血行順暢，且消除肌肉乳酸等疲勞素後，即可化解肩酸之苦。其中，以運動或按摩、入浴等最具效果。

除了這些外在的治療之外，還必須常吃可使血液循環順暢的大蒜。

大蒜無臭營養成分的「狹義沙基瓦敏複合體」中，具有促使血行順暢的機能。

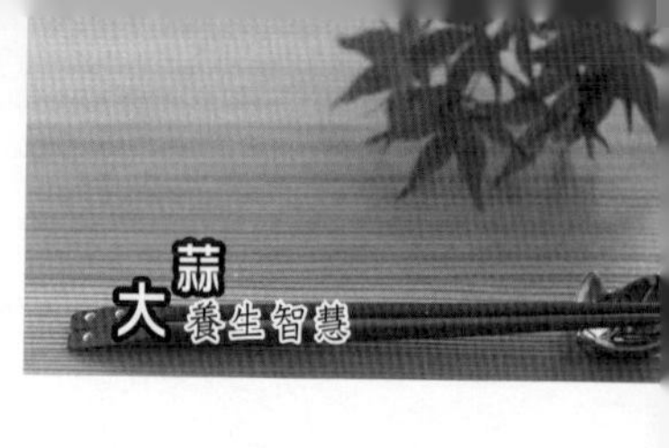

同時，大蒜所含的維他命B_1，可恢復疲勞；維他命C則可強壯血管。所以，大蒜對肩酸相當有療效。

四、五十歲的人，肩部常常莫名其妙地腫脹，一晃動就疼痛，這就是前述的四十肩、五十肩。

任何人都可能罹患這類肩酸，同時也會在不知不覺中痊癒。但是，疼痛一來時，痛得連手都無法動彈；就寢時，手臂又苦無安置之處而無法成眠。

這是屬於肌肉老化現象之一，仍然是因血液循環不良所引起。所以，適當的運動或敷貼溫濕布、入浴等治療，均可達到效果。

利用溫濕布時，在熱水裏放入一片研磨的大蒜，然後用毛巾沾此熱水再擰乾，置放於肩膀上，此時，大蒜的刺激可軟化肌肉，促進血液循環。

大蒜浴也頗有療效。方法是將一粒大蒜（約一百公克）剝皮後切碎，放入綿或紗袋內，於洗澡時投進浴缸即可。

治療四十肩、五十肩的最好運動是「垂釣體操」。以站立的姿勢，身軀向前下彎，肩部力量完全放鬆，拿約一公斤重的「秤砣」（如：熨斗等），鞠躬的姿勢像

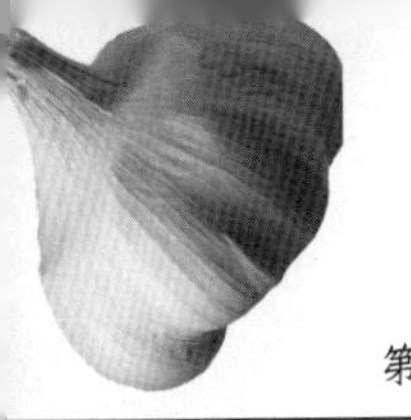

擺子一樣，手臂做左右、前後、左旋右轉的搖動。

不論是小孩或大人的肩酸，最具效果的運動就是游泳，尤其是自由式游泳。若沒有適當的場地可游泳的人，平常就要留意頸項及手臂的運動。另外，為了從體內促進血行順暢，建議大家多吃大蒜。從身體的裏、外兩面夾攻，一定能克服肩酸。

大蒜可增強體力
——大蒜是鹼性食品

大蒜具有提高人體基本細胞活性化的力量，細胞活性化就能使身體強壯，增進體能。

精力衰退雖然不是疾病，但卻是身體細胞全盤性老化的現象，更是體力明顯低落的表現。

換句話說，精力與體力是一體的。所以，增強體力的藥王——大蒜，自古以來

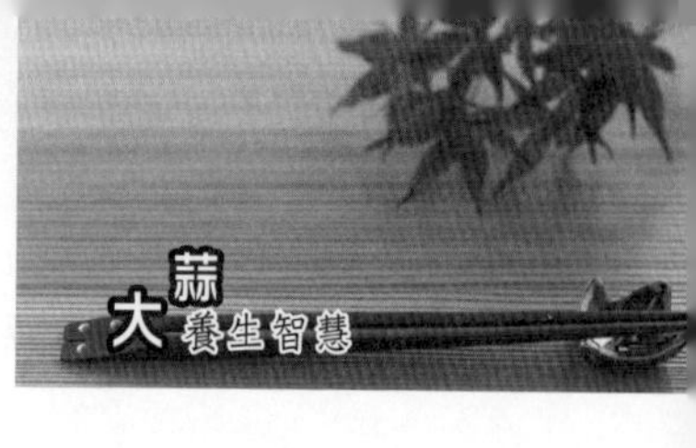

不分中外，即是風評中的精力增強食品。

大蒜之所以是防止精力衰退強身的植物，不外是其所含的營養成分中，有促進精子的形成以及性荷爾蒙分泌的作用。

藉著性荷爾蒙的分泌，在睪丸所形成的精子，是長約〇・〇五毫米的蝌蚪型細胞。通常，人體精液一CC，約含一億個精子。

一般研究某種物質對精液或精子所造成的影響，其方法是切開家兔睪丸的實驗。雖然是實驗的動物，其生命和人類是一樣的可貴。

研究小組徵求了二十名男子的同意，進行了自然療癒型實驗。

長期持續的這項實驗是，分成二組人，一組以飲食裏添加大蒜營養成分，另一組則全然不添加。

結果，常吃大蒜的一組比起未吃大蒜者，其精液量和精子數平均都高出二倍。用顯微鏡觀察，攝取大蒜營養成分者的精液，證實其精子數增多；同時，精子的活動也顯得更為活潑。

大蒜不愧是自古以來風評絕佳的強壯食品，其強精效果也得到了科學性的證

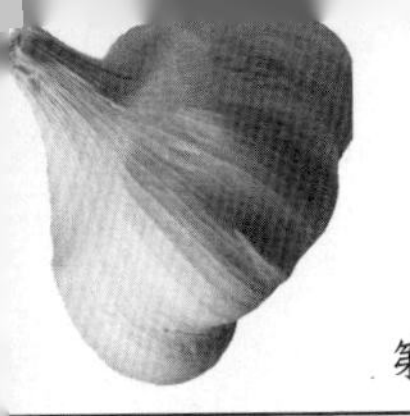

實。

一般市售的強壯劑，頂多是一時的精力恢復，而大蒜所含的自然營養成分，效力持久是其特徵。因為，大蒜的有效成分不僅可以促進性荷爾蒙的分泌，還可以使全身細胞活性化，使體力增強。

養雞業者們發覺雞群並不排斥大蒜味，於是將大蒜的粉末混合飼料餵食，結果產卵率因而大增。

一位經常使用大蒜粉末的養雞業者說：「大蒜不僅能促進產卵，還使雞群健肥，不容易感染流行病。」

不管是人體或動物的實驗，都證明了大蒜所具有的強精與壯身的效果。

由於精子非常畏懼酸性物質，在鹼性環境下才能活潑地游動。所以，鹼性食品的大蒜，當然有益於精子。

另外，酒精會因體內的酵素產生酸化。所以，酒精中毒症的人，精子的活動性會減弱，而造成精子衰弱症或精子壞死症，甚至會帶來不孕症。

服用麻醉藥或飲酒後性交的受精卵中，也會留下因胚胎損傷而造成的精神薄弱

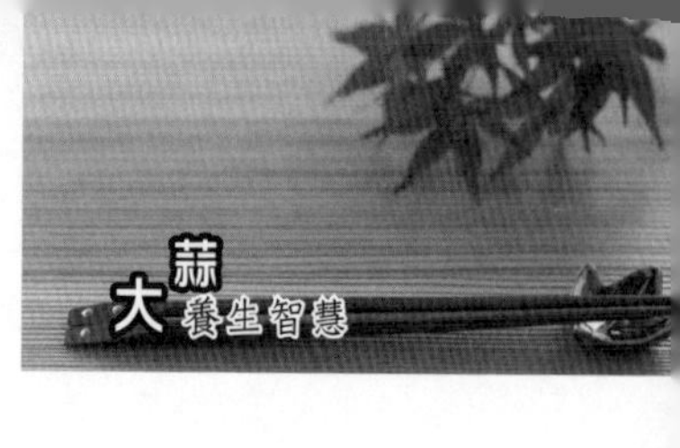

兒。因此，不論男女，為了後代子孫的幸福與健康，一定要嚴禁麻醉藥類及烈酒的飲用。

大蒜與牛奶一同食用，有助於老年人或病後的體力恢復，《本草綱目》記載：「補弱身、治口乾、養心肺、解熱毒、潤皮膚，（牛奶）與大蒜同煮飲下，可治療寒冷症，老年人也可服用。如入蔥或薑則可治療小兒吐奶。」

預防結核病從增強體力做起
——大蒜是不含副作用的「妙藥」

目前，世界上最可怕的疾病，首推癌症與愛滋病。十九世紀初期，具有高度的傳染性被懼若絕症的結核病（Tuberculosis），似乎已經不再具有威脅性。

結核病是由結核桿菌引起的，它主要影響肺部，不過，可擴散至骨頭、腎、肝、脾、腸。此病通常由咳嗽開始，並且痰裏帶血絲。

因為比起癌症、愛滋病，結核菌的侵襲力較弱，只要是健康的人，並不必太過

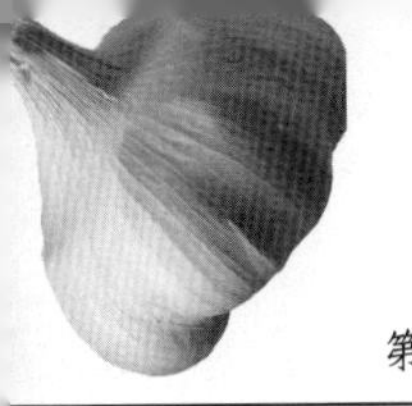

掛慮。

在結核菌猖獗的時期，尤其是年輕人罹患最劇。不過，到了一九四三年，發現了鏈黴素；幾年後，結核病的特效藥問市，因結核病而死亡的人數銳減，罹患者也大大地減少。

然而，直至今日，仍有幼兒集體性感染，或是老人性結核病而死亡的許多病例。

結核病的肇因裏，空氣污染是最大的禍首。不過，據推測得知，居住在都市或工業地帶的人群中，受結核菌侵襲卻毫無知覺者大有人在。

結核病和癌症一樣，都是自古以來就有的疾病。從三千年前的人骨化石及一千多年前的木乃伊中，曾發現有脊髓腐爛或肺結核的痕跡。

雖說是毒性不強的病原菌，但其壽命是如此悠久，一時之間也難以消滅。

在未發現鏈黴素或ＰＡＳ等治療結核病的特效藥之前，在患者之間，大蒜廣為流行。

剛開始，大家都認為「大蒜的臭氣可以殺死結核菌」、「濃烈的氣味可以使精力旺盛」，而多量攝取。但是，其中卻有患者併發了貧血症狀，於是大蒜的藥效開始受到質疑。

其實，大蒜所散發的臭氣裏，具有溶血作用。所以，體弱的結核病患者一天生食三～四片大蒜，必然會造成貧血。

一般的健康人，一天生食一片，或加熱進食二～三片就已足夠。在這方面，除卻臭味的大蒜，不論取用多寡，絕不會造成貧血。

無臭大蒜的主要成分——沙基瓦敏複合體，具有各種的功效，在醫學界也獲得公認，對「結核性病患的體力增強」以及「虛弱體質」特別有效。

同時，大蒜所含的維他命B_1，會增強體內的抗體，故最適合於治療結核傳染病。

在治療結核病的特效藥有十數種的現在，為什麼筆者還要極力推薦大蒜呢？原因是基於多量服用西藥，會有不良的副作用產生。

譬如，服用鏈黴素時，可能會造成耳聾或失明，PAS會引起肝機能障礙等等。所以，治癒結核病後，可能因別種衍生病症而繼續受苦折磨。

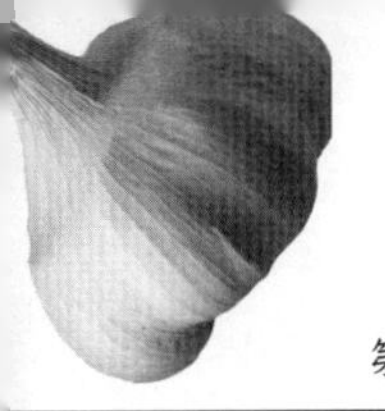

狀。

癌症、愛滋病和結核病，所令人不安的共通之處是，罹患時並不立刻顯現出病狀。

成人的癌症，到發病之間，可能已潛伏了數年至數十年之久。而愛滋病症狀的顯現，最早是一年，普通則要二～五年才會出現。其發病率據說是百分之二五。其餘的感染者，只有在極度的疲勞或精神重壓、因病體力減退時才發病。

結核病的發病類型，和愛滋病頗為相似。體力差的人，一、二年內開始會有自覺症狀，而大部分的人都不知何時感染，又沒有明顯的症狀。結果，上了年紀之後，結核菌慢慢地趁勢做大，當明顯的症狀出現時，已經難以醫治。

因此，對於這些難纏的潛伏性疾病，必須「防範於未然」。大蒜就是最好的預備工具，只要平常在鹼性的飲食生活下，又經常攝取大蒜的營養成分，縱然感染了危險的病原菌，多半也會因強壯的體力而抑止發病。

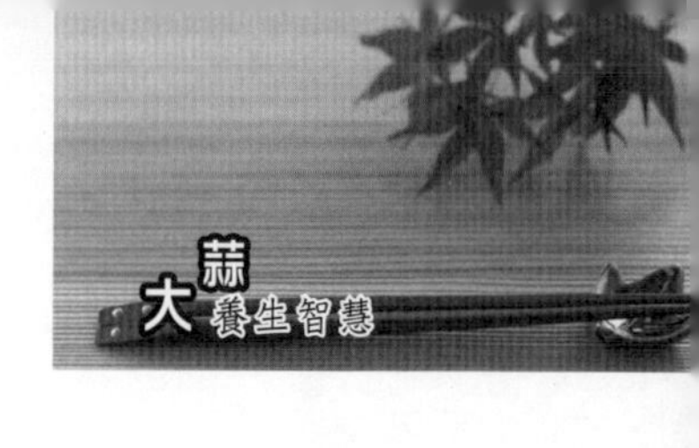

胃病要依賴大蒜及鹼性食品
——「大蒜對胃不好」純屬誤解

胃的「強、弱」，表示此人的健康與否。大多數健康的人都有好的食慾，餐餐美味可口。這是因為胃部健壯，才能廣食美味。

據說，要維護人體健康，必須一日進食三十多種的食品，因為種類愈多，才能攝取各種營養。但是，胃弱的人就不能進食不易消化的食品。

譬如，豆類是營養價值極高的食品，可是並不易消化。所以，有的人會因吃豆而胃痛或腹瀉；也有人吃了水果或牛奶就腹瀉。

這是因為進食的東西，不能在消化器官內消化吸收，才會造成腹瀉。

一般而言，胃弱的人，以及患有食物過敏症的人，體力都較差。看起來健康的人，若是胃不健壯，耐久力就不行，適應氣候、季節的變換或酷熱、嚴寒的能力，也略遜於一般人。尤其在夏天，容易食慾不振，每天感覺精神疲勞，體力虛弱。

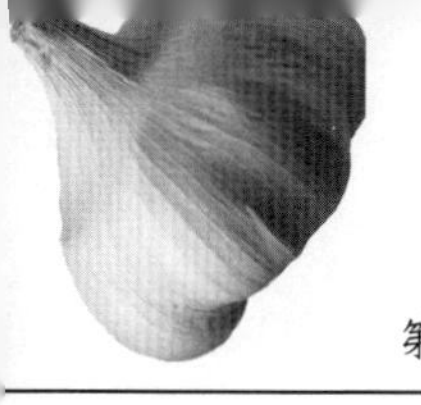

大蒜對這些胃弱的人，非常具有療效。

大蒜的營養成分中，尤其是狹義的沙基瓦敏複合體，具有促進消化的功能。特別是能促進唾液的分泌，幫助消化。同時，大蒜所含的維他命B_1，可增強食慾，並立即恢復疲勞。

但是，胃弱的人似乎對大蒜帶有極大的警戒心。他們以為大蒜的刺激性氣味及辛辣，會使胃弱更形惡化。

的確，胃弱的人生吃大蒜，會立即傷害到胃腸。

生大蒜的細胞膜破壞時，分解酵素會作用而產生臭味，此臭味對人體的傷害已如前述。因此，胃弱的人必須極力避免生吃大蒜，不過，若是連蒜皮一起烤過，或用慢火加油炸過，就比較不成問題。

大蒜的有效主成分，在一八〇度以下的高熱中，都不會破壞。同時，味道會變得十分甘美，氣味也稀淡。最令人可喜的是，幾乎聞不出吃完大蒜後的惱人臭味。

舉凡胃炎、胃潰瘍、十二指腸潰瘍等疾病，有不少是肇因於精神上的壓力或苦悶。

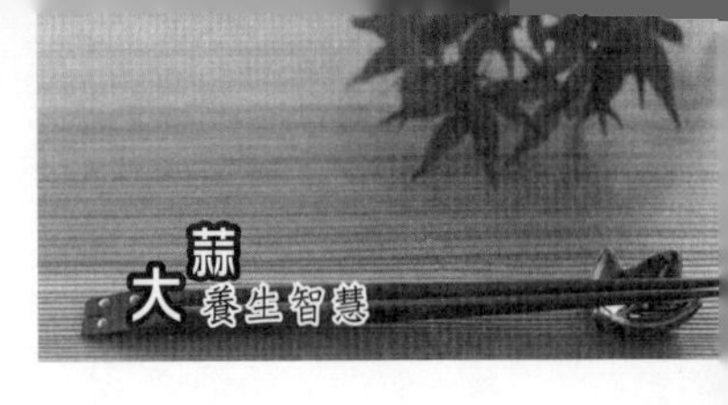

做性格測試時，有胃病的人似乎多見於較神經質的人身上。虛弱體質——神經質——胃病之間的關係非常密切，而胃病還會併發出其他的疾病。

大蒜是改善體質的優良食品，自古以來即在世界各地，廣泛地被視為滋養強壯和增強精力的食品。

縱然攝取營養很高的食品，若不能在胃裏消化吸收，則一點用處也沒有。市面上，也有許多促進食物消化、增加食慾的藥品；但是，胃才是攝取食物的器官，與其利用藥物，不如利用大蒜來治療更佳。

當然，保護胃的健康，最重要的是吃八分飽及多攝取鹼性食品的飲食習慣。

建議腸胃弱的人，將大蒜與蔥、肉、大豆或蛋一同食用，因其可凝固蛋白質，使這些食品容易吸收。

蒜素具有鎮靜作用，把蔥放在枕邊就容易成眠，這是經由科學證實的先人智慧。

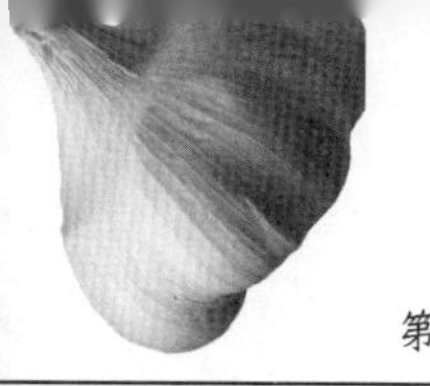

可以根治糖尿病
——大蒜與藥併用

肥胖者必須留意的疾病是糖尿病。在飲食豐富的今日，肥胖者與日俱增，而糖尿病患也因之增多，甚至「小兒糖尿病」也明顯地遽增。

糖尿病的三大原因，第一是遺傳因素，第二是因為美食，第三是因為胰臟分泌的胰島素不足而引起的病症。

一般所說的糖尿病是由於胰臟所分泌的胰島素不足所造成的。缺乏胰島素，體內無法利用葡萄糖，因而造成血液中的葡萄糖量過高，而組織所吸收的葡萄糖量過低。

糖尿病初期並沒有太大的苦痛，當事者往往在不自覺的狀況下，讓病情嚴重地延誤下去。

糖尿病有下列的幾項主要自覺症狀：

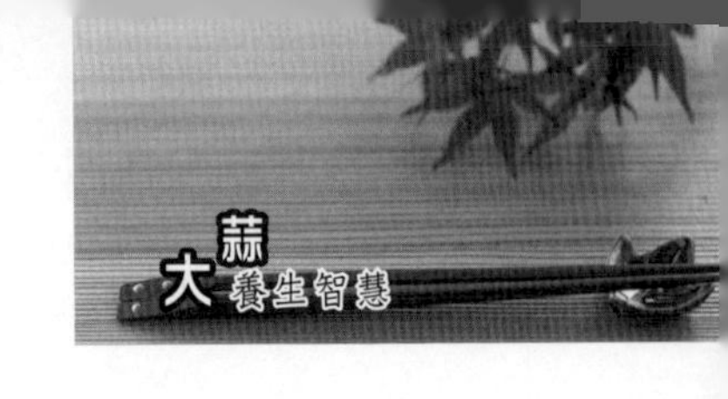

①常有空腹感，喜好甜食。
②口喉乾渴，常飲水。
③多尿，夜間頻上廁所。
④頭部沈重。
⑤後腦部、臉頰、腰圍長出濕疹。
⑥額頭油亮。
⑦聲音變差。
⑧容易疲倦、缺乏耐性。
⑨性慾顯著地降低。
⑩月經異常。

糖尿病是會遺傳的疾病，如果本來體質就容易罹患糖尿病者，若暴飲暴食或是經常進食高卡路里美食，就容易發病。

任由糖尿病延誤，不予理會，其後果將非常危險。因為糖尿病還會併發全身性的障礙。

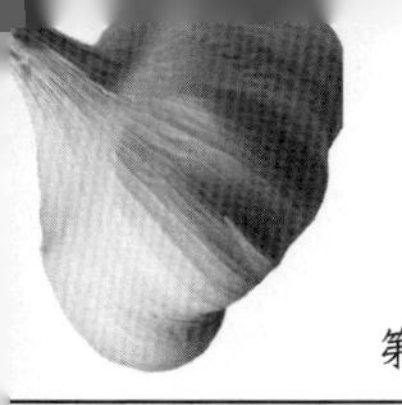

糖尿病的病情加重時，男性會有性慾衰退及勃起能力低下的障礙。若是孕婦，經常會出現嚴重的妊娠中毒症或是流產、早產及生下畸型兒等。

不論是男女，手腳會變得酸麻，並有神經痛、動脈硬化及高血壓等症狀出現。甚至有人會眼底出血而造成失明。症狀嚴重時，會有劇烈的頭痛，因口喉乾渴而呼吸困難，由於精神不安而失去意識，陷入昏睡狀態。

在一般人的觀念裏，糖尿病是非常可怕的全身性疾病，而且是非常難治又拖延甚久的疾病。

大蒜對糖尿病症狀也有改善的作用，不僅含有能促進新陳代謝的維他命B_1結合，形成硫氨，進行比一般維他命B_1更強力的醣類代謝。

儘管糖尿病予人印象是如此可怕又難纏，但利用印度的武靴藤（Gymnema sylvestre）藥草和大蒜的無臭營養成分（沙基瓦敏複合體）併用，可以使糖尿病病況好轉。

糖尿病是典型的細胞病變。它是因為位於胃後方的胰臟內點，在如島狀的細胞群發生故障而引起，稱為「真性糖尿病」或「島性糖尿病」。

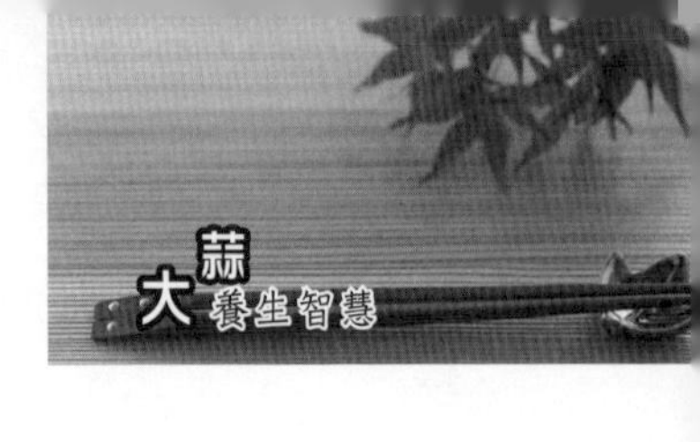

另外，也有因為腦下垂體或副腎、甲狀腺等胰臟以外的故障所引起的糖尿病（島外性糖尿病）。

胰臟內的島狀性細胞群發生故障時，該細胞所分泌的荷爾蒙（胰島素）就無法排出。

此荷爾蒙是促進體內攝取各種的營養素（如：蛋白質、糖分、脂肪等）的代謝作用所不可或缺的成分。少了它，人類就無法生存。

因此，胰島素不足時，血液中的葡萄糖就會過剩，而從尿中排泄掉。

糖尿病是尿中糖分過多的疾病，也就是體內的葡萄糖相當地缺乏。所以，直至目前為止，糖尿病的最佳療法仍是注射胰島素。發現胰島素的加拿大邦提克博士與貝斯特博士，於一九二三年獲贈諾貝爾生理醫學獎。

的確，胰島素具有降低血糖（血中的葡萄糖）的作用。但是，卻對問題癥結的胰臟內島狀細胞群的故障毫無辦法。因此，停止注射胰島素，尿中會再度出現糖分。所以，它只是一時地抑止糖尿病的病情，稱不上根治。

本書一開始即宣稱「糖尿病是可以治療的疾病」，所指的就是治療胰臟內的島

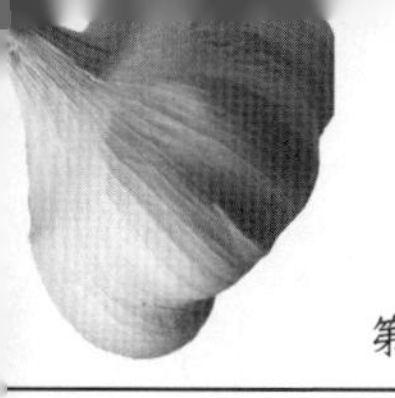

狀細胞。惟有使此細胞的機能正常化，才能真正地治療糖尿病。

所以，可使體內所有細胞的機能正常作用的大蒜無臭營養成分，對糖尿病也是有其療效。

■大蒜的整腸作用可治便秘
——宿便會導致腦溢血

俗話說「快食、快眠、快便」對身體有好處，但是，為慢性便秘煩惱的人，卻意外的多。

便秘是由於體內廢物通過大腸的速率太慢，使大腸不通暢所造成的。通常，便秘是由於飲食缺乏纖維及液體。同時，便秘是引起癌症、心臟病、腦溢血等成人病及其他各種疾病的重大原因之一。

美國的R・H・佛格森博士，在他的著作《腸麻痺與便秘》一書中，有如此的記載。

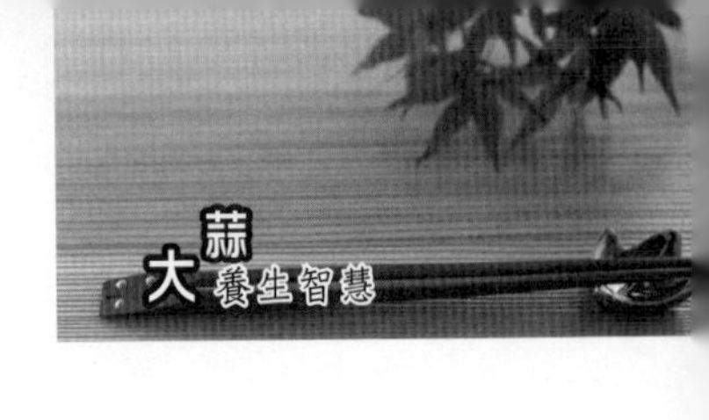

——從希臘的畢波克拉提斯時代（當代的醫聖）到現在，所有著述醫學理論的專家學者都主張，防止大腸內糞便的異常堆積，是預防疾病及治療既往症的重要工作。——

便祕可分為痙攣性便祕和弛緩性便祕。

痙攣性便祕是指大腸運動緊張度增高，內容物的水分被過度吸收，變成較硬的顆粒狀糞便，直腸因而難以產生排便反射。大都是精神壓力造成的狀況。

慢性便秘大都屬於緩性便秘，大腸運動緊張，蠕動緩慢，大腸的內容物無法移行所致。主要是運動不足，食物內容不當。

所謂糞便的異常堆積，是指因便秘而長期滯留在大腸內的「宿便」。任何人多少都有宿便，並無法徹底清除。

從來沒有便秘的人當中，也有剖腹一看，發覺腸內積壓了一・八公升宿便的例案。因此，常便秘者的腸內，可以想像得到，一堆宿便擠壓重疊，影響了大腸的蠕動等各項機能。

對人類而言，「大腸」的機能，幾乎等於植物「根」的作用。

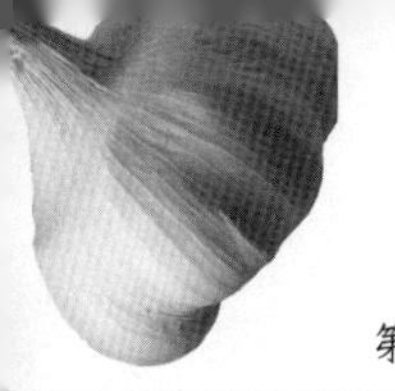

動物的腸，是進行食物的消化、吸收和排泄等重要機能的器官。而植物的根，也是吸收水分和養分（肥料），促成開花結果的基本營養器官。若是根部腐爛的植物，回復非常地困難，大都會乾枯而死。

日本慶應義塾大學醫學部的川上漸教授，利用動物實驗，使腸內閉塞，而證實：

①腸內阻塞，會引起腦溢血。

②腸阻塞的地方和腦溢血的部位關係密切。

川上漸教授從上述的例證中，歸結出以下的結論。

——引起腸阻塞時，會產生一種毒素，它會傳送至腦部，引起腦血管破裂或是膨脹、麻痺等症狀。而造成腸阻塞的原因，就是便秘所堆積的宿便。——

便秘的宿便可能造成當事者不自覺的輕微腦溢血，也會使記憶力、判斷力受到阻礙，而帶來不良的後果。

腦溢血若發生在運動中樞神經，運動會變得不自然，並且動作遲鈍，甚至連拿筷子也成問題。同時，有一個特徵是手腳會變得冰冷。

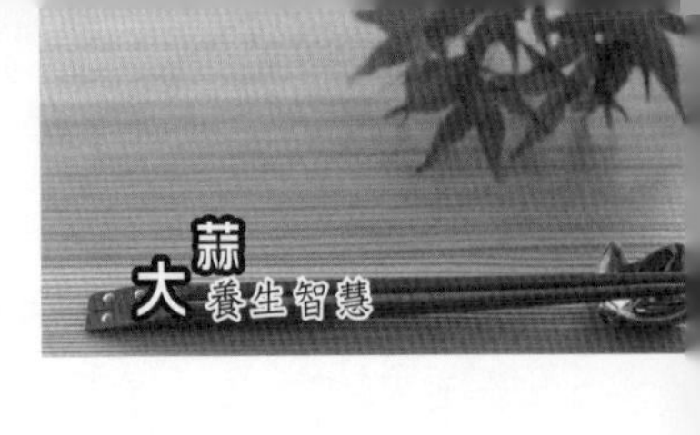

這些輕微的腦溢血，雖然不會直接危及生命，但是川上漸教授認為：

「百分之九七・七的死者，都是因便秘造成輕微的腦溢血，這也是衰老的本質。」

宿便已經被公認是造成危及生命的腦溢血或高血壓等症狀的一般導因。著名的眼科醫師亞內斯特・克拉克博士曾指摘說：

「便秘的宿便會招致眼睛的早老性衰退，或水晶體的硬化症，使視力急速惡化。」

由此可見，便秘使大腸機能發生故障時，會併發全體器官機能的惡化。所以，和感冒一樣，便秘也是「萬病之源」。

有些專家認為，為了消除便秘，可常用水酸化鎂藥品，但是，有些人不表贊同。

「溫和性瀉劑」的水酸化鎂，在美國是家庭必備藥品之一，且廣泛地被使用。美國人在身體某部位有不順遂時，就立刻利用西藥來解決問題的作風，迄今仍令人不能苟同。畢竟，完全地依賴化學藥品，有時反會蒙受其害。

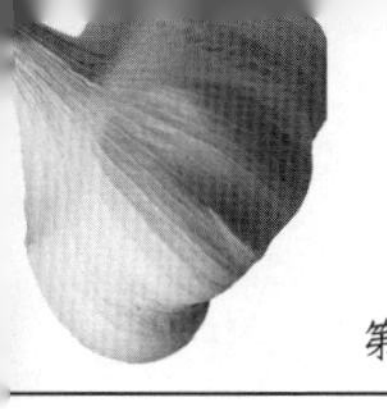

要消除便秘，保持舒暢狀態，避免使用化學藥品的溫和性瀉劑，而應該利用自然物質的整腸作用。多攝取富含纖維質的蔬菜，經常食用大蒜、洋蔥。蒜素可刺激、促進大腸的蠕動，使養成規律、正常的排便習慣。

其中，大蒜營養主要成分是最安全的自然植物。大蒜的營養成分之所以能通便，主要係能夠顯著地促進大腸的蠕動。

《本草綱目》也提及，當大小便的狀態停滯時，考獨頭蒜（不能分成小片的嫩蒜）至軟化時，剝皮，用棉花包住，塞入肛門即可。

利用簡便、安全又無藥害的大蒜來通便，是最聰明的方法。

大蒜所含的天然型甲硫氨酸能治療肝病
——比癌症更恐怖的肝病

肝臟是人體內最大的臟器，可說是人體的化學工廠。

肝臟不好，一般臉色都會泛黃，稱之為「黃疸」。黃疸是血液中的膽紅素堆積

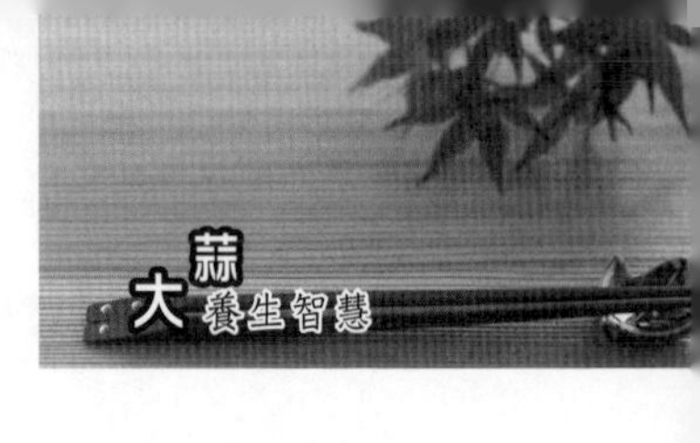

的原因所引起的。血液中的膽紅素過多，造成皮膚或皮下組織泛黃的狀態。其中，肝臟障礙所顯示的症狀尤著。

視覺所觀察得出的黃疸，稱為「顯性黃疸」。至於情況雖然並不很嚴重，卻要血液檢查才知曉程度的稱為「亞黃疸」或「潛在性黃疸」。

黃疸有以下三種類型：

①肝臟之前的變化

因為紅血球遭受破壞的溶血（hemolysis）作用過於激烈，造成血中膽汁色素的異常增加，稱為「溶血性黃疸」。

②肝臟中的變化

肝臟細胞的機能產生障礙，或是一部分的肝細胞壞死，造成輸送膽汁的膽管破裂，而使膽紅素流入血管中，稱為「肝細胞性黃疸」。因流行性肝炎或中毒性肝炎、肝硬化、肝腫瘤所引起的黃疸，屬於這種類型。

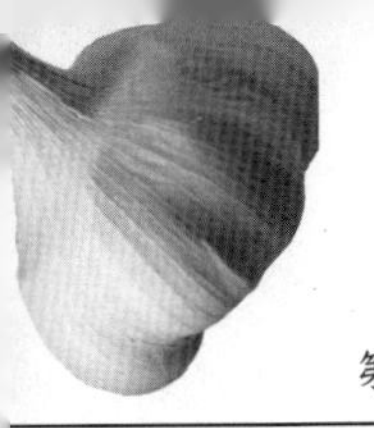

大蒜有滋養強壯的效果。還含有對肝臟功能必要的維他命B_2、菸酸。肝炎的食物療法，必須攝取高熱量、高蛋白的飲食。而在同時配合大蒜的食用，能使蛋白質更容易在體內被吸收，因此，大蒜是最適合的食材。

③肝臟之後的變化

肝臟所分泌的膽汁導管，直通十二指腸。此膽道附近若發生障礙，膽汁色素就無法往十二指腸排泄，而會再度流入血液中，造成黃疸的症狀，稱為「閉塞性黃疸」。膽結石、膽道炎或膽道癌、胰臟癌等所引起的黃疸，屬於這種類型。

因此，除了①類型之外，黃疸可以說是肝臟及其相關器官發生病變的危險信號。

肝病中，最恐怖的是血清肝炎（流行性肝炎）和肝硬化。

血清肝炎的原因是輸血。經由輸血途徑傳染，血清肝炎也經常發生，造成了非常大的問題。所以，若非醫療處置上的不得已，應極力避免輸血。

血清肝炎久治不癒，就會變化為肝硬化。它是幾近於不治之症，甚至有人認為是「比癌症更恐怖的疾病」。

肝硬化是一種退化及發炎的疾病，肝細胞會出現損害及硬化的現象。也有因輸血以外的原因，造成肝硬化。至於亞洲人的肝硬化患者較多，主要是肇因於蛋白質的缺乏。

這些地區的人民，若平常能充分地攝取牛奶、脫脂奶粉、小魚干等良質動物性蛋白質，以及富有維他命類的青菜、水果、海藻類，即可免於肝硬化之患。

大蒜之所以對肝病具有優越的預防效果，係因為它含有豐富的甲硫氨酸成分。人類所需的三大營養素之一的脂肪，要變成人體的熱量，必須通過肝臟始能作用。而且脂肪要正確地活用，就必須仰賴甲硫氨酸。

甲硫氨酸缺乏時，脂肪就無法變化為熱量，而堆積在肝臟內，這即是脂肪肝，也是導致肝硬化的原因之一。

大蒜具有強力殺菌、抗菌作用，吃得過多，會連腸內及肝臟的必要菌類一起毀滅，而這些菌類與維他命B_2、維他命K、菸酸、泛酸、生物素、葉酸等人類不可或缺的物質之製造有關。

所以，每天食用二～三片的適量大蒜，長期持續下去，才是重點。

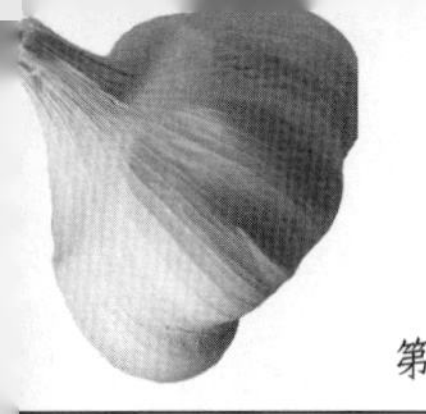

大蒜有益於肝功能，又可防止宿醉，喝酒前先吃點大蒜，即便大量飲酒也不會宿醉，第二天還是可以精神氣爽。

預防誘發腎臟病的扁桃腺炎
——常吃大蒜可治虛弱體質

任何人都知道，大蒜可增強精力。但是，它還具有利尿、清除腎臟病所帶來的浮腫等作用，鮮為人知。

說起腎臟病，其症狀有二十多種，一般為大眾所熟悉的是，兒童經常罹患的「急性腎炎」，或必須人工腎臟（人工透析器）的「尿毒症」，以及腎臟內尿成分造成結石的「腎結石」等。

腎臟病大都需要長期治療，而且是再發性極高的惱人頑疾。

腎臟的主要機能是，過濾血液而製造尿液，對人體而言，是重要臟器之一。

急性腎炎是腎臟病的代表，一般都肇因於扁桃腺炎而引起。這是三歲到十二歲

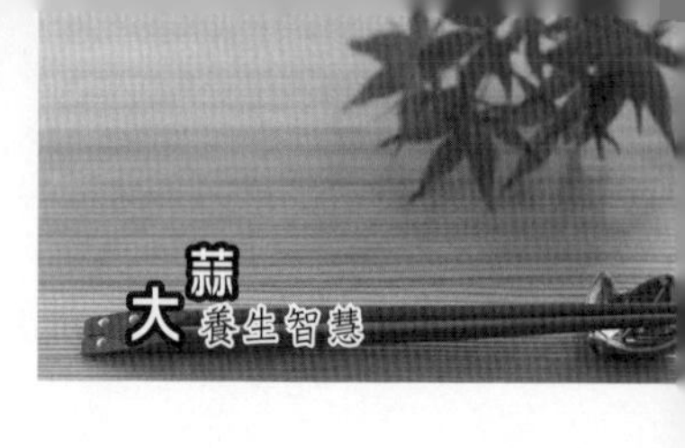

左右的兒童最常罹患的疾病。當然，二十歲的年輕人也會罹患，而中年以後的人，也會因為成年人病而誘發急性腎炎。

這些急性腎炎，若沒有徹底治療，往往會轉變成慢性腎炎，最後導致必須依賴人工腎臟為生。

扁桃腺是淋巴組織的腺體，位於喉嚨入口的兩側。造成大多數急性腎炎的扁桃腺炎，是在人體因感冒、疲勞而全身抵抗力減弱時，吸進了乾燥或污染的空氣，以致有高熱、喉痛、畏寒等諸多症狀，並且引起咽頭兩側的扁桃腺腫脹的疾病。

因此，為了不造成急性腎炎，首要的功夫就是避免罹患扁桃腺炎。而對於扁桃腺炎的預防，以大蒜的成分最具效果。

因為，大蒜的無臭成分中，含有無臭的蒜氨酸，可在血液中製造強力殺菌作用的大蒜素。連濾過性病毒引發的感冒，也能杜絕其感染。

所以，常吃大蒜，體力會增強，不用說是感冒，連扁桃腺炎也不會為禍上身。

大體上而言，「喉嚨不舒服」、「經常感冒」、「常發燒」等症狀，似乎是虛弱體質和兒童所常患的毛病。為了健壯兒童的身體，大蒜是值得推薦的強身食品。

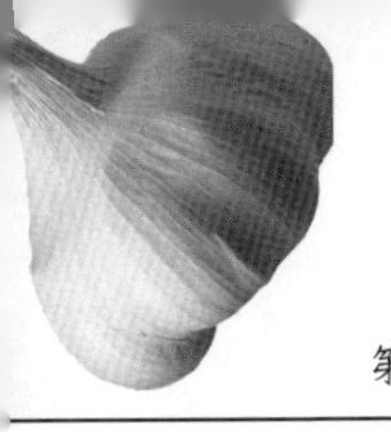

此外，為了生育健康的小寶寶，孕婦也應該常吃大蒜，何況，無臭大蒜孕婦也可以安心食用。

授乳期的母親應常吃大蒜，由於大蒜所含的沙基瓦敏複合體具有活化細胞的功能，所以可以使乳汁分泌順暢。同時，母乳中含有適度的大蒜有效成分，嬰兒對疾病也較具抵抗力。

言歸正傳，當急性腎炎轉變為慢性腎炎，卻不予理睬時，不久就會陷入慢性腎不全的狀態，幾乎難以恢復了。當排尿異常、浮腫、高血壓等症狀加劇時，再多吃大蒜也於事無補。值此之際，它只能抑止病情惡化、減輕症狀而已。

利用大蒜灸及大蒜浴可治神經痛和肌肉痛
——克服三大神經痛

提舉重物的瞬間，突然覺得如窒息般的疼痛，而當場跌坐在地——似乎不少人有這樣的體驗吧！

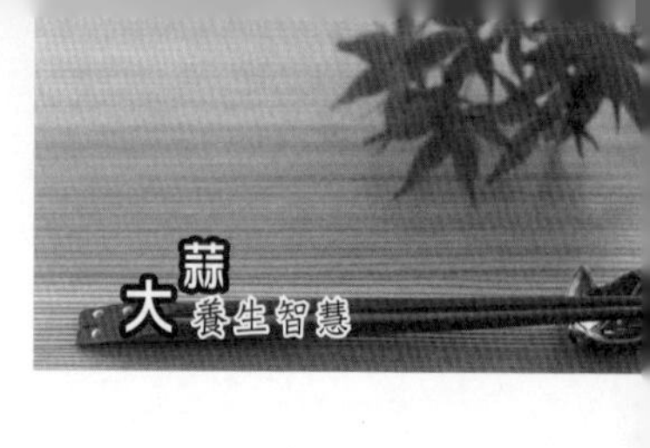

俗話說「閃了腰」，就是這種情況。是屬於「坐骨神經痛」的一種。

另外，側臉頰、下顎、眼眶四周，會突然莫名其妙地疼痛起來，這是四十~五十歲的人經常發生的「三叉神經痛」，一般稱為「顏面神經痛」。

胸側或肋骨邊緣的抽痛是「肋間神經痛」，一呼吸就感覺疼痛，用指尖觸摸肋骨間，會有刺痛感。

以上三種症狀，即是代表性的三大神經痛。另外，也有「腕神經痛」、「股神經痛」等。

至於原因，有的是來自腫瘤或內臟疾病，而大部分是因為血行障礙或維他命群營養素的缺乏所致。

每天幾乎同樣的姿勢使用腕部的美容師、司機、農人、收銀員等，經常會有腕部神經痛發生。

而駕駛員、搬運工等需要長時間支使腰部、大腿勞動的人，則容易引起「坐骨神經痛」。

又稱為「職業病」的這些神經痛，都是一再使用肌肉而造成血行不順所致。所

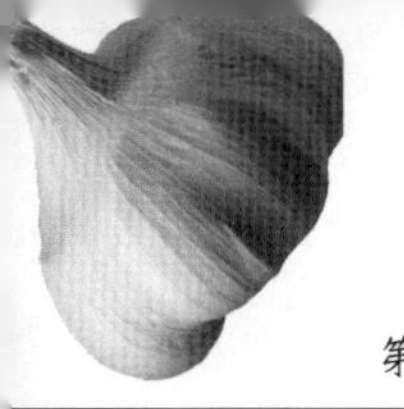

以，使血行順暢、維護肌肉的活力，應該是預防神經痛的首要條件。

肌肉是由所謂「肌纖維」之細長細胞集聚而成。因此，使肌肉保持年輕活力，就等於是「使細胞活化」。

有鑑於此，具有使血行順暢、細胞活化作用的大蒜，對治療神經痛深具功效。事實上，有不少人因為常吃大蒜，即使上了年紀後，也從無神經痛之苦。大蒜的無臭營養成分中，具有使維他命B_1滯留體內的效果，它同時對神經也有良好的作用。

發生神經痛、肌肉痛時的一般療法是，經常用溫布藥敷貼在疼痛處。它具有刺激肌肉，促進血行與緩和疼痛的效果；而且大蒜灸也能達到同樣的療效。

溫布藥敷貼法有兩種，一種是將大蒜搓碎，鋪在紗布或脫脂棉，直接貼上疼痛的部位，蓋上布捲、裹上膠帶。此法因患部密閉，能使有效成分滲透至皮膚深層，非常有效。

【大蒜溫布藥敷貼做法】

準備小麥粉、大蒜、薑母、水、紗布。小麥粉一百克配合二～三片的大蒜以及等量的老薑、水一百CC左右。

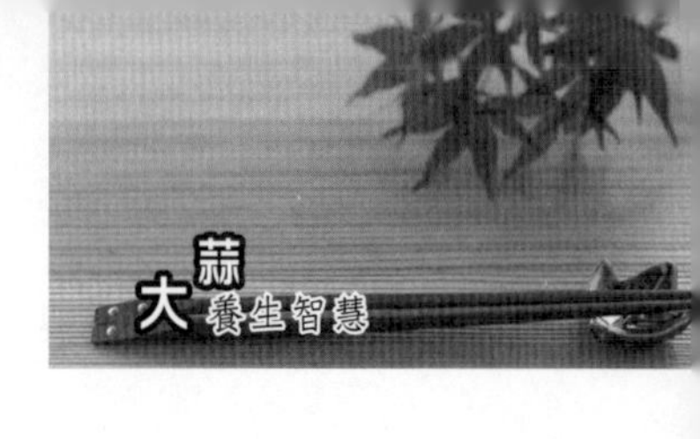

①小麥粉用水調溶，不可粘結成塊。

②將蒜屑、薑屑放入稠狀的小麥粉中，再加入適量的水，不可過稀。

③紗布四、五層重疊，剪成適合患部的大小，塗滿厚度均勻的大蒜溫布藥，並加覆油紙避免滲透出來，再裹上膠帶固定。

自古以來，大蒜灸即在民間廣泛地應用於治療神經痛與風濕。事實上，有不少人宣稱大蒜灸可以減輕長年的腰痛之苦。

大蒜灸的作法是，將大蒜切成三～四公釐的厚度，置於肌肉的疼痛部位，再於其上置放小指般大小的艾草，然後點上火即成。

開始施灸後，要等到艾草燃盡才去灸，在施灸處擦點敷膏，就可使紅燙的皮膚早日恢復。

另外，大蒜浴也能治療足、腰部的疼痛。

健康的皮膚沾了大蒜的汁液，會有辛辣之感；但是，若是有障礙的患部，大蒜的刺激物反而能產生作用，和溫布藥或溫泉療法同具效果。

大蒜灸和大蒜浴的確能治療神經痛、肌肉痛等筋骨酸痛症，唯因其強烈的臭

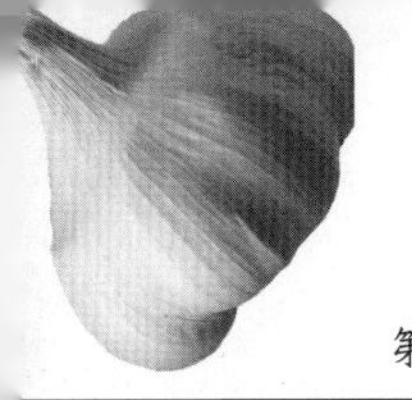

味，反倒不普及。不過，比起鎮日的酸疼折磨，不如忍耐一下大蒜的臭氣，試一下也無妨。

但是，對於皮膚較細嫩的人，施灸的艾草或大蒜浴用的大蒜量均以少量為宜，避免過分刺激而傷及皮膚。

從體內及體外來攝取、吸收大蒜的營養成分，再惱人的神經痛也應該會消匿無形。

神經痛經常在季節的轉換期發生，尤其是在冷氣房工作的上班族最容易罹患，應特別防範未然。

利用大蒜的增血作用抑止氣喘和支氣管炎

——抑止過敏性疾病的發作

氣喘（哮喘）是由支氣管周圍的肌肉痙攣所引起的，這阻礙了肺部不新鮮空氣的排出，其症狀有咳嗽、氣喘、胸部鬱悶、呼吸困難等。

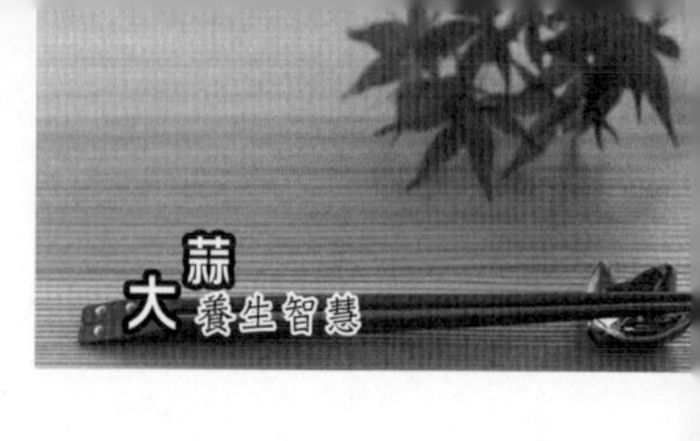

支氣管炎是通到肺部的支氣管或呼吸道發炎或是受阻所造成的。跟隨發炎而至的是不停的咳嗽，起因於黏液累積、發燒、背痛、胸痛、喉嚨痛及呼吸困難等。

過敏性氣喘、支氣管炎等呼吸器官的疾病，年年增加。若氣喘久纏不癒，就會變成難以醫治的頑症，甚至體弱的重病患者會因激烈的氣喘而死亡。隨著氣喘、支氣管炎的增加，目前漸漸引人矚目的是大蒜的效用。

大蒜的去痰作用，可能與市售的充血去除劑或去痰劑相同。其刺激性的成分可刺激胃，而送出讓胃分泌液體、稀釋肺部黏液的指令，可以將痰咳出來。

大蒜的有效成分，對呼吸器官有何作用，是否能夠抑止咳嗽的發生，在醫學上尚無明確的論證。但是，大蒜具有使細胞活化、增強體力等機能，應該也可使氣喘、支氣管炎好轉。

因為，體弱的人較容易罹患呼吸器官的疾病；若是有體力的人，即使因感冒而喉嚨痛，漱漱口就能輕易地療癒。在過敏性的小兒氣喘患者中。陷入嚴重症狀的，多半是體質虛弱的兒童。

氣喘的預防與治療的根本，是培養強壯的體力以及開朗的精神。而增強體力的

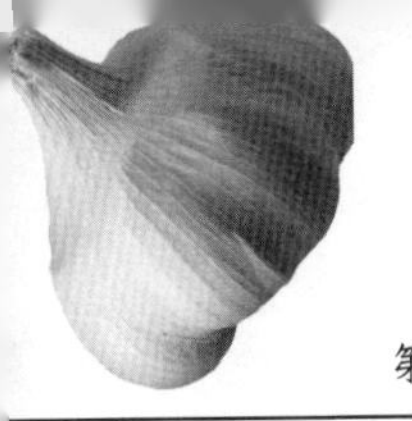

根本，則是從飲食生活開始。

在平日的飲食生活中，多吃大蒜可以使攝取的維他命類、鐵質及鈣質的吸收率提高。同時，大蒜的營養成分可以增強體力。

虛弱體質的人運動後會立刻顯得疲憊，可是如果予以補強體力，則較激烈的活動就逐漸能挺得住。

大蒜由於具有保暖身體的作用，因此，應該能抑止氣喘或支氣管炎的咳嗽，因為咳嗽經常在深夜或清晨等氣溫較冷的時候發作。

不論是任何一種疾病，冷了身體都不好，尤其是呼吸器官的疾病，一吸入冷空氣就立刻發作。

大蒜成分的增血作用，會使血流順暢且暖和全身，因而可以抑止咳嗽的發作。常吃大蒜，使體力增強之後，連呼吸器官以外的過敏性疾病也可以事先預防。

「文明病」之一的過敏性疾病之所以日益增加，乃是因為我們周遭充滿了太多的化學物質和空氣、水質的環境污染。

若是充沛了我們的體力，一定可以抵擋這些公害的侵襲，進而抑止過敏性疾病的發生。

大蒜的保溫對風濕有療效
——利用大蒜的全身療法

風濕症是一種鏈球菌引起的感染，通常是鏈球菌喉炎、扁桃腺炎、中耳炎、腥紅熱等感染的併發症。

風濕可大略區分為骨頭關節的「關節風濕」及肌肉韌帶疼痛的「肌肉風濕」，而一般似乎是關節風濕比較常見。而且，變成重症者也多半是關節風濕。

在二十歲到五十歲之間的女性，經常發生慢性關節風濕，其原因雖然尚不明確，但是，一般都認為可能是肇因於下列幾種情況：

①細菌或濾過性病毒等的感染。
②性荷爾蒙的異常。
③精神上的壓力。

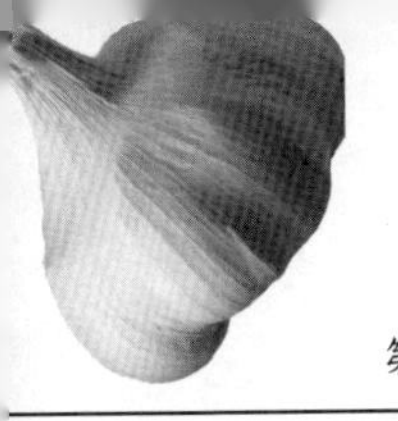

④遺傳體質。

⑤過敏性疾病。

⑥肉體上的疲勞。

⑦氣候性的因素。

綜合上述的原因，一言概括之，即是「體力不足」所引起。體力減弱就容易感染疾病，造成荷爾蒙分泌的失調、精神萎靡、產生不良的遺傳因子、對過敏性物質失去抗體，一有氣候的變化，身體就覺得不適。

能使這些不良的身心狀態恢復活力者，就是大蒜。因為，在各類食品中。大蒜的強身效果最好，它能改善虛弱體質及體力的低落。

中、高年齡者所常見的「變形性關節症」，也是風濕的一種。通常有膝蓋或手掌等關節腫脹、膝關節內積水、骨骼變形等症狀，且會疼痛。

其原因是，自幼即酷使某特定關節而造成「過勞疼痛」或是骨骼老化所致。

雖然，一再地重複大蒜的效用有多麼神奇，但要讓變形的骨骼恢復原狀卻是絕不可能。不過，至少還可緩和疼痛。治療的方法和治療神經痛一樣，可利用大蒜灸

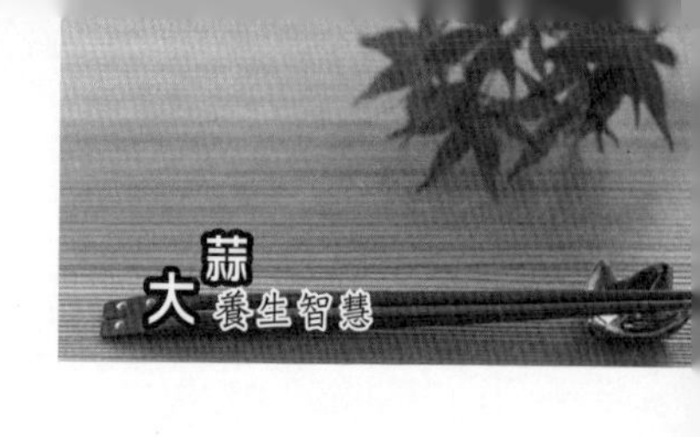

或大蒜的溫濕布、大蒜浴等外用法。

一般所說的肌肉風濕，並不是病名。它是流動痛感、不良姿勢、動脈硬化、肌肉疲勞、精神性緊張、內臟疾病等造成的肌肉痛之總稱。所以，最重要的根據其原因來治療。

大蒜的內外用，對肌肉風濕也非常具有療效。然而，不論是關節風濕或肌肉風濕，都要留意保溫，謹防受寒。

【去除風濕、疼痛的大蒜灸】

①在感覺疼痛的患部正上方，將切成三、四毫米厚的大蒜薄片鋪上，在其上放置捏成拇指大小的三角錐狀艾草置於蒜片上。

②然後用香點燃。

由於艾草的份量較多，燃燒到最後，燙傷會較嚴重，可能形成大水泡，因此，在無法忍受熱度時，可將整個大蒜及艾草去除。

在大蒜灸後的隔天早上，雖然沒有吃大蒜，口中卻有大蒜臭味，證明大蒜的有效成分大蒜素已藉著灸治由皮膚吸收到體內。灸的熱刺激可促進血液循環，緩和發

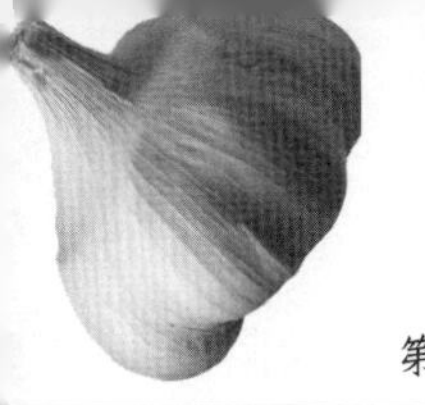

炎症狀，鎮靜疼痛。

大蒜的超強鐵質吸收率益於貧血症的改善
——女性需要二倍於男性的鐵質

除了大量出血或紅血球疾病所造的貧血外，最普遍的貧血就是「鐵質缺乏性貧血」。尤其是女性的罹患者為多。因為女性有生理週期，每個月大約要喪失一百毫升的血液，因此，女性必須攝取二倍於男性的鐵質。

另外，懷孕中的婦女，由於胎兒不斷地從血液中吸收母體的營養，很容易產生「妊娠貧血」。

若罹患妊娠貧血而不予治療改善時，可能在分娩之際，造成陣痛力不夠而拉長時間，甚至會因大量出血以致危及生命。

生產後的體力恢復也較慢，變得體弱多病。生產時的出血，會加重了貧血的症狀，同時還影響母奶的分泌，自然胎兒的發育就受到影響。

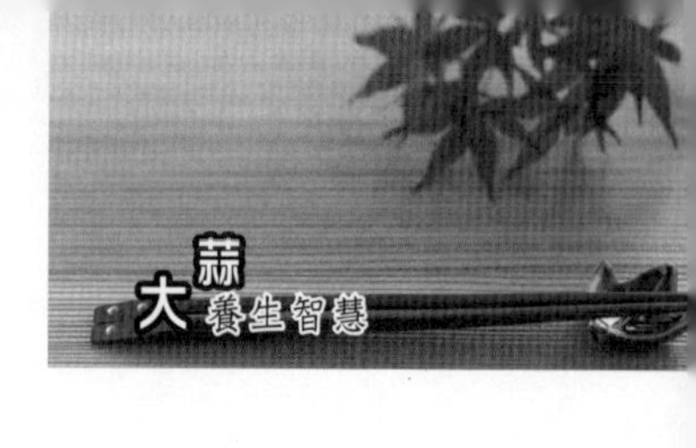

據說早產兒、虛弱兒或身心障礙兒的出生，多半和妊娠貧血有關。

因此，特別是在妊娠中或產後，必須多量攝取含有鐵質的海帶、海苔等海藻類，以及芝蔴、綠葉蔬菜等食品。

但是，鐵質在體內的低吸收率是其缺點，若採適時的補足方法，就要靠大蒜的配合。

健康人的唇色多泛著紅潤，相反地，貧血症患者或老年人的唇色就顯得暗淡。因為唇皮甚薄，肉眼即可觀察出血液的狀態，所以，唇色等於是一個人的健康指標。

健康人之所以呈現紅潤的顏色，是因為紅血球大量聚集所致。事實上，紅血球的顏色是淡橘色，聚集一處就顯現紅色。一毫米立方的血液中，男子的紅血球大約是五百萬個，而女子大約是四百一十萬個左右；兩性若少於上列數字一成以上時，就是「紅血球減少症」。

紅血球的主要機能，是氧氣的交換。紅血球的百分之三十五是「血紅素」，它是一種特殊的蛋白質，負責將我們所吸收的氧氣變化為「酸化血紅素」，而輸送至全身各個組織。

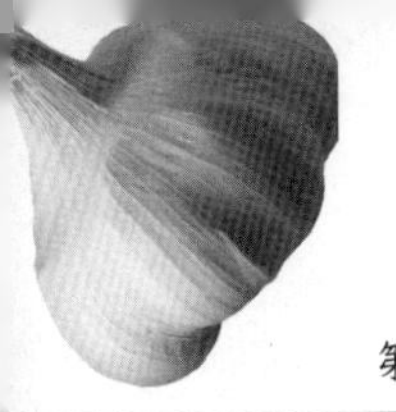

在氧氣稀薄的高山或密閉的房間內，由於氧氣不足，會覺得呼吸困難而呈現貧血狀態。這是因為氧氣缺乏，造成血紅素活動減低的緣故。

貧血的原因，有前述的女性生理週期、妊娠、氧氣不足、外傷、胃潰瘍的出血、痔瘡出血、因紅血球遭破壞的疾病、製造紅血球的機能減弱或鐵質不足等等。

慢慢形成的貧血症，其最初的徵狀包括缺乏食慾、頭痛、便秘、煩躁及注意力不能集中。

其病名也有急性失血性貧血、鐵質缺乏性貧血、溶血性貧血及小兒貧血等不同性質的醫學術語。

不論是何種貧血，為了改善病狀，必須充分地吸收鐵質及良質的蛋白質（大豆或紅豆），並且應常吃可促進這些營養成分吸收的大蒜。

平常我們從食物中所攝取的鐵質裏，有肉類、魚類等動物性食品中所含的「血質鐵」，以穀物、蔬菜、水果中所含的「非血質鐵」兩種。

其中，動物性的血質鐵較容易被人體吸收，而非血質鐵則不易被吸收。

通常，含血質鐵最多的是豬肝及魚類中的聚血部分。只是這些食品的腥臭味較

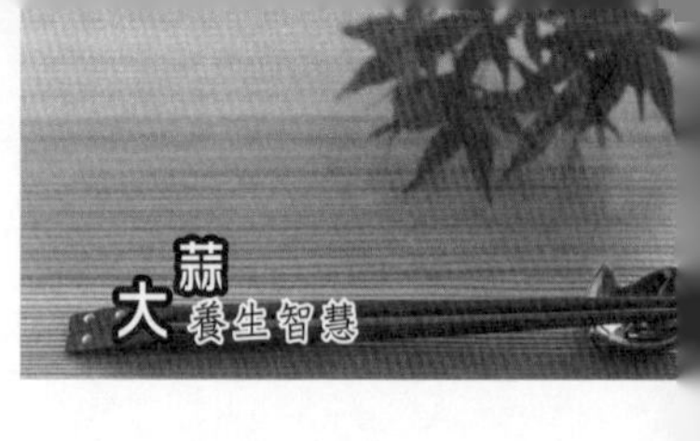

濃，大部分的人可能不太喜歡。不過，在料理之際，若能加上大蒜佐料，不但美味可口，還可吸收高量的鐵質，豈非一舉兩得。

大蒜的「S—S結合」可克服更年期障礙
——無更年期的大蒜生活

女性從成熟期邁入老年期的過渡期間，稱為更年期，也稱停經期。大概是四十～五十五歲左右的年齡，此時便中止排卵的生理活動，生理月經也會在此期間終止。

每個婦女的停經期不盡相同，一般平均的停經年齡是五十歲前後，不過，也有人四十歲已沒有月經。

由於生活規率化所帶來的運動不足，以及環境污染物質的增加，再加上孩子的就學等諸多惱人的問題，似乎因而加速女性的老化現象。

有不少女生，年屆中年就一頭白髮或老花眼鏡侍候，而帶有頭痛、腰痛、失

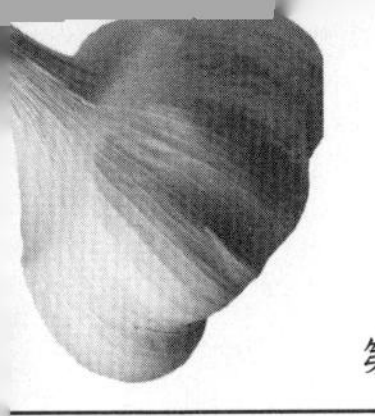

眠、疲勞等更年期障礙的女性也不乏甚人。

但是，仍有半數的女性，在無任何自覺症狀下，安然地渡過了更年期。對這些人而言，她們同樣有更年期，卻無更年期障礙。

更年期障礙的症狀，除了前述的頭痛、頭暈、失眠外，還有熱感、冷感、臉頰紅漲、心悸、耳鳴、目眩、肩酸、出汗、不安、呼吸困難及記憶減退等許多症狀。因個人體質，有的人會有二、三種症狀，有的人則數種症狀同時發生。

這些更年期障礙的主要原因，係因老化造成的內分泌機能減退及自律中樞神經失調。

停經是生理的自然反應，但有人卻認為從此失去女性的特質。事實上，停經後的數十年，仍然可以過女性的生活。

只要使造成更年期障礙的內分泌機能老化，減低至最少的程度，應該可抑止停經以外的許多障礙。當然，持續地服用大蒜的無臭營養成分，是可能達到這個理想。

人體內具有分泌汗液、乳汁、唾液、胃液等的外分泌腺，以及產生荷爾蒙的內

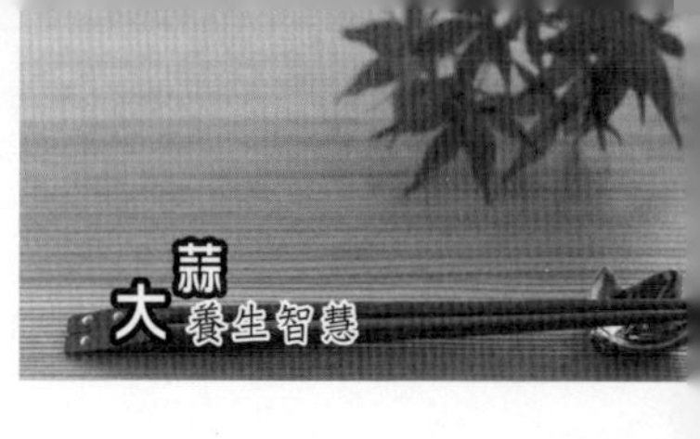

分泌腺。外分泌腺是由導管所組成，而內分泌腺無導管，荷爾蒙是直接由腺細胞流入血液中。

譬如，男性荷爾蒙是由睪丸製造，而荷爾蒙是由睪丸內的腺細胞直接流入血液而達全身。包括這些腺細胞在內，人體所有細胞的細胞質都是膠質溶液。當內分泌機能減退時，溶液就失去流動性而日趨凝固。

細胞質一旦失去滑潤而變得凝固時，就會發展成各部分老化現象的更年期障礙。

內分泌中樞在中腦與大腦之間的「間腦視床下部」，該部位也是自律神經的中樞，因此，內分泌的老化，必然也會波及自律中樞神經。

自律神經失調時，會有前述的失眠、疲勞感、臉頰紅漲等症狀發生。

不過，如果細胞的機能順利運作，即使到了更年期，也可保持年輕，不會出現更年期障礙。

大蒜成分中所獨具的S—S結合，能保持細胞的活性與年輕。而且，大蒜還含天然有機酸、維他命B_1及維他命C，可以幫助消除惱人的更年期障礙。

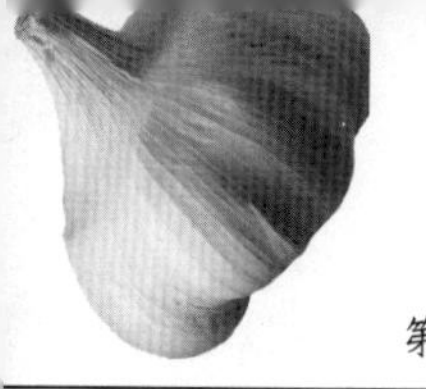

鎮定精神亢奮的維他命B_1可解失眠之苦
——大蒜可提高維他命B_1的存留率

曾經聽人說過，無法成眠時，放一些切碎的洋蔥於枕邊，就能安然入夢。這也許是洋蔥的辛辣，刺激得睜不開眼，再加上已有「安眠藥」的先決意識影響下，自然就能進入夢鄉。

失眠症即習慣性的睡不著，夜復一夜。其原因多半來自藥物、低血糖症、消化不良、氣喘及不安、擔憂、焦躁等精神上的壓力。所以，神經處於高亢狀態時，必將難以入眠。

若想鎮定這些神經的疲勞、亢奮，維他命B_1是必須的營養素。

維他命B_1促進血液循環，並輔助鹽酸的製造，血液的形成及醣類代謝。維他命B_1的功能，是在碳水化合物（糖分、澱粉）轉化為熱量的過程中，輔助酵素的運作機能。

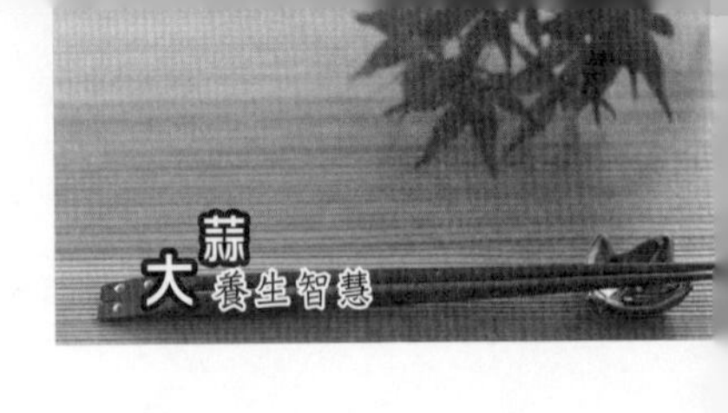

中國人以米為主食，每天攝取大量的碳水化合物，理所當然地，維他命B_1的攝取量就不夠。維他命B_1不足時，糖分無法順利分解，結果造成疲勞感、神經緊張等，終致失眠。

一、二次的失眠倒也無妨，若長期的睡眠不足，便會變得神魂顛倒、頭痛、頭暈、肩部酸疼等症狀都一一出現。

談到這裏，也許有人會以為，既然維他命B_1能治失眠症，那麼睡不著覺時，就多吃含量富維他命B_1的豬肉、鰻魚、洋蔥、香蕉、酸酪乳、鮪魚、全麥餅乾等食品就沒問題了。

事實上，維他命B_1在體內的吸收率非常差，而且，超過了人體所需的定量時，一律排出體外。

維他命B_1可說是「精神性維他命」，它對人體的精神狀態或神經組織之重要無可倫比，但卻難容於體內，實在是非常不合理的現象。

幸好，大蒜營養成分的沙基瓦敏複合體可以補足這個缺憾，它具有提高維他命B_1存留體內的作用。

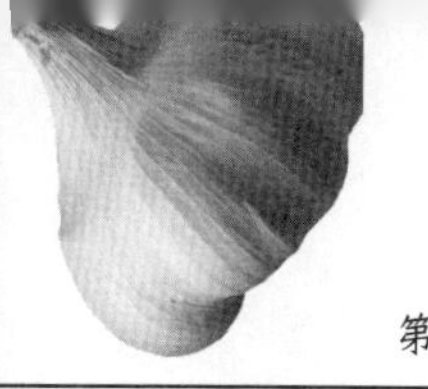

失眠的原因，大都來自精神上的不安，不過，肉體上的要素也是肇因之一。譬如，患有高血壓或手腳冰冷等血行不順的人，也經常有失眠之苦。

高血壓患者在血液充塞頭部時，會陷入興奮狀態而無法成眠。至於，因血行不順造成手、腳等部分異常冰冷的人，也常睡不著覺。欲讓這些人的血行順暢，也是要依賴大蒜的效用。

多吃含豐富維他命B_1的食品（如：大豆、豬肝等），又攝取大蒜的營養，並於睡前在枕邊放些切碎的洋蔥，如此對自己有催眠作用，一定可以安然進入夢鄉。

失眠症最忌諱使用安眠藥。依賴安眠藥入睡，藥物會傷害到腦部的部分機能，結果可能導致更甚於失眠的戒藥之苦。

睡前吃些富洋蔥、大蒜的食物，或將大蒜剝皮，每天食用二～三片，或經常吃韭菜，促進全身血液循環，身體溫熱，自然能誘發睡意。

睡前勿用咖啡、酒、香菸、乳酪、巧克力、熱狗、茄子、番茄、菠菜等含乾酪氨食物，它會刺激正腎上腺素的分泌，使腦部興奮。

肩膀、脖子酸痛或身體發冷時也不易熟睡，可以泡個舒服的大蒜澡，使身體溫

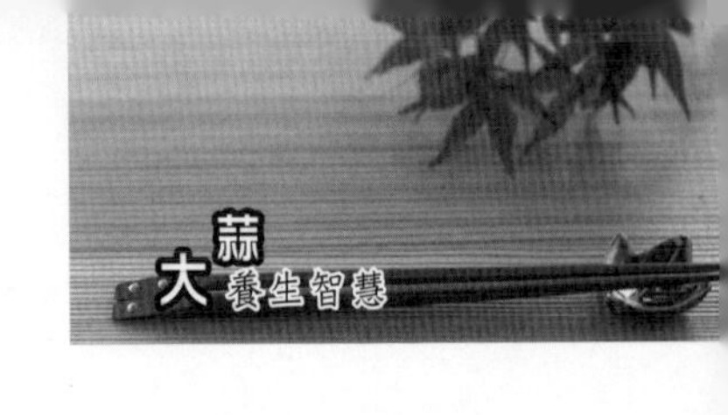

暖，就容易入睡了。這時，聞一聞大蒜的味道，也具有鎮靜效果。

肥胖應先從飲食生活改善
——吃大蒜勝過減肥

在今日的飽食時代，肥胖的人可說是時代的犧牲品。因為超過某個程度的肥胖，對健康是一大威脅。尤其是四十歲以上的中、高年人，體重顯著地增加，多半是高血壓、糖尿病、心臟病或腎臟病等疾病的誘因。

肥胖是全身組織中，脂肪異常沈澱的現象。因為脂肪的增加，各器官的機能也相對減低，結果身體愈來愈胖而形成惡性循環。

肥胖的典型中，有普通的肥胖，稱為「單純性肥胖」，以及荷爾蒙異常所造成的肥胖。單純性肥胖大都是出於過食。

不過，有的人因體質的關係，吃得不多也發胖，這大概與遺傳有關。除此之外，身體內脂肪過分沈澱的最大原因，乃攝取過量的卡路里。

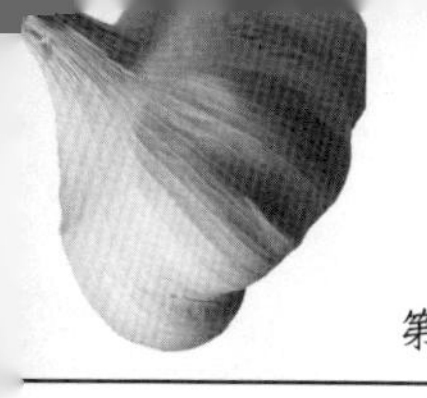

據分析，這些年來肥胖兒之所以增多，主要是進食過多含動物性脂肪的漢堡、速食麵，以及糖分高的果汁、糖果等等。

換句話說，人體攝取的熱量超過消費熱量時，就會引起肥胖。因此，只要降低攝取的熱量，就可以消除肥胖症。

運動是控制體重的最佳途徑，而不是嚴格的節食。同時，做運動會使消費熱量增加，和攝取熱量之間就達到協調。但是，肥胖者若運動過量，會加重心臟負擔，對身體是一種傷害。而且，運動後有了空腹感，又會想填飽肚子，如此就枉費運動的效用。

所以，對肥胖者而言，降低卡路里是最簡捷的減肥法，尤其是對糖分、脂肪量的戒防。

年輕女性中，常有人為求苗條的身材而減肥，結果引起荷爾蒙分泌異常，造成生理不順或頭髮脫落等現象。通常，不論是攝取何種減肥食品，絕對不可以減少體內生理作用所必須的維他命類，或是製造身體各種纖維的蛋白質。

同時，吃減肥藥也相當的危險。減肥藥中，有含提高新陳代謝作用的甲狀腺荷

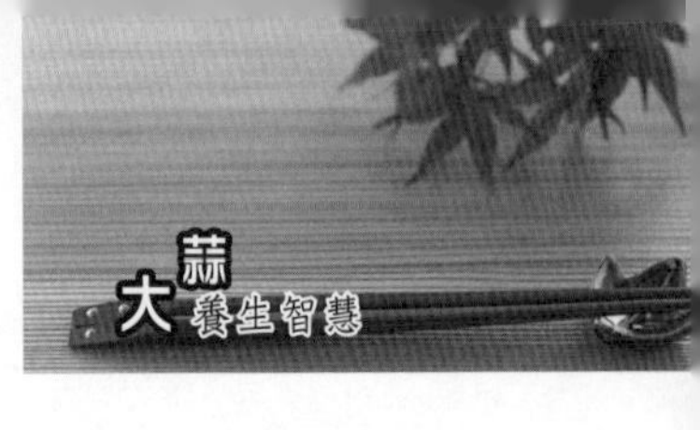

爾蒙藥劑，或是抑止大腦「食慾中樞」的藥品等等，它們多半都帶有副作用，並不值得推薦。

預防肥胖首從飲食生活改善起，尤其是減低脂肪與糖類的攝取。澱粉及糖類一進入體內，就轉變為皮下脂肪，所以，要少食米飯、麵類及甜點，同時，減少進食含高脂肪的肉類。

不過，也許有人擔心減少了主食及肉類，會因營養不足而體力減低。對於有這些顧慮的人，只要在平常的飲食裏，多利用大蒜佐料就沒問題。尤其是大蒜的無臭成分，和均衡的營養相互配合，即能預防肥胖於未然。

外用大蒜可治療痔瘡
——內食糙米，外用大蒜

提起肛門病的三大家，是眾所周知的「痔核」、「裂肛」和「痔瘻」。除了痔瘻外，痔核和裂肛的主要起因均是便秘。

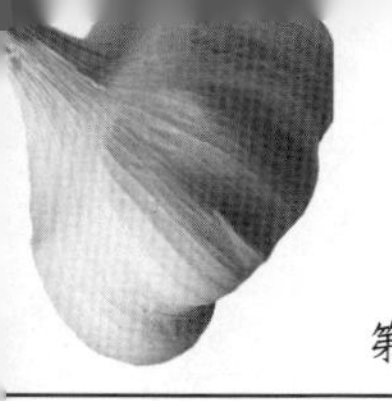

大蒜對便秘的療效已如前述，在此介紹一則用大蒜治好痔核的實例。

有位太太參加旅行團，做了四天三夜的旅遊。她平常都留意多吃蔬果類以防便秘，但是，在旅途中一切飲食都是配合團體，無法隨心所欲。

結果，為了硬排出大便，傷及肛門；回家後，雖然便通如常，排便時卻有出血現象，最後竟演變成脫肛。

由於出血過多，造成貧血狀態，想去醫院又恥為人知，於是向鄰居的老太太訴苦。

「將大蒜磨細後，放進熱水裏，再用該熱水清潔患部，即可痊癒。」

她聽了老太太的這項建議後，立刻回家用香皂洗淨肛門，再如法一天三次地用大蒜水清洗肛門。

結果，才一天就消除了疼痛，三天左右脫肛縮回，出血現象也慢慢地減少，到了第十天已完全治癒。

這段期間，她為了通便，經常進食蔬菜、甘藷和麥米飯（糙米飯更好）等。這個順利的治療過程，應該歸功於對食物的選擇，及大蒜的外用功效。

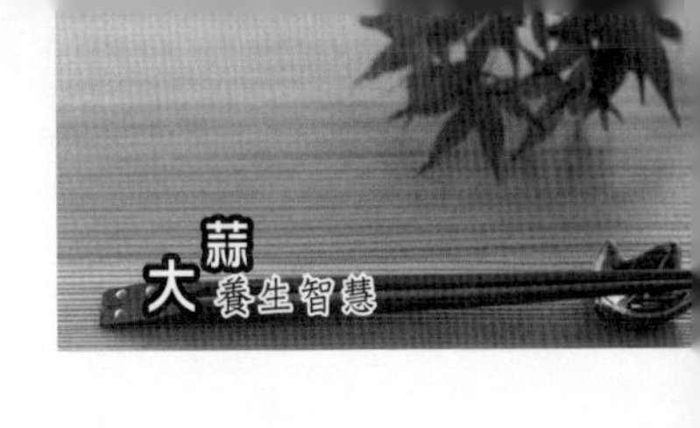

由此可見，大蒜不僅能由口食的療法，還具有這般優越的外用效力（不過，病症有時也會因人而異……）。

痔瘡患者需要多攝取纖維或纖維素含量高的食物，如蘋果、核果、綠花椰菜、紅蘿蔔、梨子、碗豆及全麥等穀類，喝大量的水分。

其實，大蒜的外用效果早已有許多成功的例證。譬如，第一次世界大戰時，英軍得知大蒜的殺菌、防腐功效，為了防止士兵彈傷的化膿，故用消毒棉沾大蒜汁予以治療。

另外，自古以來，每當有被毒蟲或蜜蜂叮螫時，中國人都用大蒜汁塗抹傷口消毒。大蒜的外用，對香港腳也有療效。不過，生大蒜的汁液，刺激性極強，皮膚體質較弱的人要特別留意。將大蒜切片直接敷貼於患部，或直接用蒜汁塗於香港腳部位，均可能引起發炎。所以，最好先用水稀釋後再使用。

有痔瘡痛煩惱的人，除了外用大蒜之餘，建議您多吃糙米類自然食物及大蒜。

如此一來，即使有如旅行生活規律的改變，也不必煩惱便秘，更不會有惡化成痔之虞。

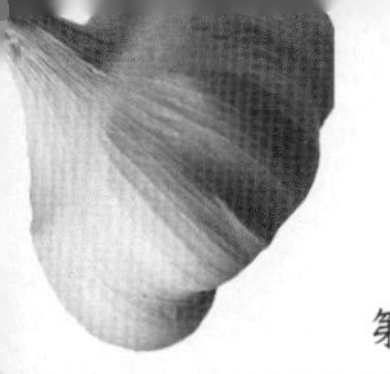

第四章　大蒜食用與藥用法

1.食用法

對大蒜辛辣味不能接受的人，可先把大蒜拍碎，在烹調蔬菜或肉類時再加入，這樣便能減輕其蒜味。但是長時間加熱也會分解大蒜素的藥效成分，所以，烹煮時最好不要超過十五分鐘，這樣既能享受大蒜的好處，又能避免辛辣的氣味。

如果真的害怕蒜味殘存口中，吃完大蒜後，可試試嚼根香菜或幾個大棗或巴西利或幾粒炒過的花生，能將濃濃的蒜味去除。

以大蒜為題材的料理很多，但在此我們只選擇具有如下特色者：①簡便。②大人、小孩都喜歡。③經濟實惠。以供大家參考。

中華料理

◆蒜味白雞

這是一道冷盤，也是夏季的桌上佳餚。

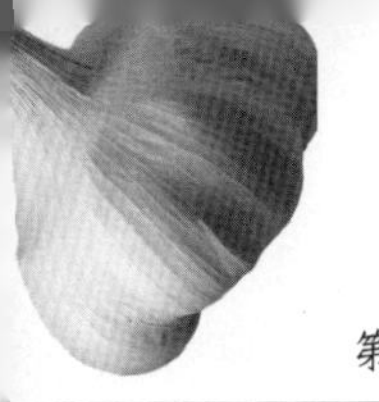

如果夏天體力消耗多，吃此料理可補充體力、強壯身體。

【材料】（二人份）

雞塊（帶骨）一五〇公克、大蒜一小粒、薑拇指大、蔥1支、醬油二大匙、酒一小匙、砂糖½大匙、芝蔴（碾碎）二大匙、辣椒（切碎）½小匙。

【作法】

①雞塊放入蒸籠蒸熟（約二十分鐘左右），取出浸在冷開水中，然後剁成適當的小塊，盛在盤子上。

②將大蒜、薑、蔥切碎。

③將醬油、酒、砂糖、芝蔴、辣椒和②攪拌在一起。

④將③澆淋在雞肉上。

◆蒜煮雞肝

中國人認為「以類補類」，平日負擔沉重的肝臟應該加以體貼，即使是不敢吃內臟的人，也自有容易入口、保存的方法。可以當作下酒菜，除了肝臟，其他的內臟也可以，最主要的是新鮮。

【材料】（四人份）

雞肝四〇〇公克，大蒜二～三片，薑一塊，沙拉油一大匙，砂糖、酒分別為一又二分之一大匙，醬油二～三大匙，辣椒粉少許。

【作法】

①雞肝去除血塊及黃色的油脂，切成拇指般大小。

②將水煮滾後，放入一小匙鹽，再加入①煮四、五分鐘。

③一大匙沙拉油下鍋加熱，放入蒜絲、薑絲爆香後，放入②的雞肝拌炒。

④在③中放入砂糖一大匙、酒二分之一大匙、醬油二～三大匙，直煮到汁收乾為止，最後撒上胡椒粉。

加入青椒或蒟蒻，可當作晚餐的菜餚，不放辣椒，相信小孩子也很愛吃。

◆蒜泥白肉

【材料】（四人份）

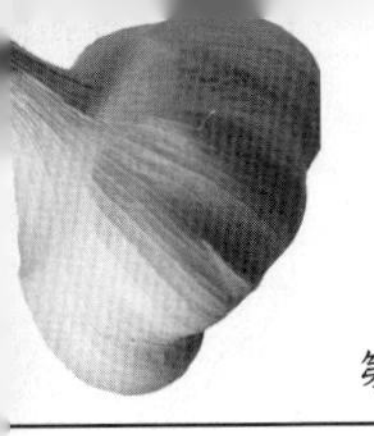

豬腿肉（去皮）三百公克、小黃瓜一條、芹菜二支、大蒜（剁碎）一大匙、醬油四大匙、糖少許、味精少許、辣油適量。

【作法】

①將整塊豬肉放入鍋內，加入適量的水（水要淹過整塊豬肉，用弱火將其煮熟（約三十分鐘）。

②將煮熟的豬肉趁熱切成薄片，排列盤上。

③小黃瓜去皮，削成一公分寬的長形薄片。

④芹菜去葉，切成細條狀。

⑤將③和④浸泡在冰水中，撈出瀝乾後，擺放在豬肉片上。

⑥將調味料和蒜泥攪拌在一起。

食用時，挾豬肉、小黃瓜和芹菜一起沾蒜泥醬吃。

◆肉磨茄子

【材料】（四人份）

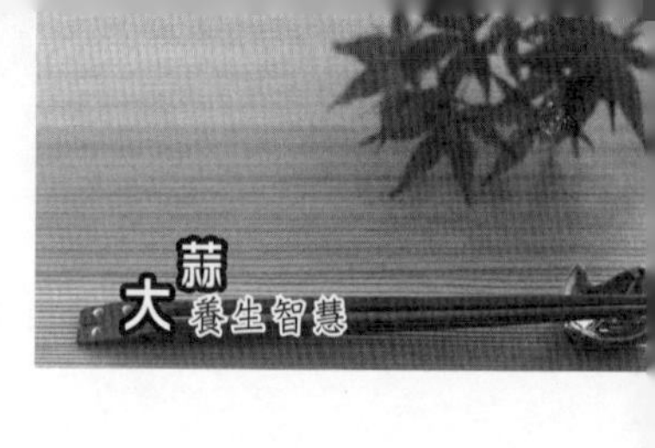

茄子四百公克、絞肉一百公克、蔥二支、蒜頭二粒、薑拇指大、植物油（炸油）三大匙、辣椒（切碎）少許、高湯一杯、醬油二大匙、酒一大匙、味精一小匙、糖一小匙、醋一小匙、太白粉一大匙。

【作法】

①茄子去皮，切成三公分大的塊狀，放入水中浸泡（為去其澀液）。

②蒜頭、蔥、薑，都要切碎。

③起油鍋，將①的茄子塊，炸過備用。

④熱鍋後，放入油三大匙。炒熟絞肉後，再放入辣椒、薑、蒜拌炒。

⑤再加入一杯高湯和③的茄子、醬油、酒、味精、砂糖，煮二～三分鐘後，放入蔥末和用水溶太白粉勾芡，起鍋前再加一小匙的醋。

◆蒜味南瓜

南瓜色濃含胡蘿蔔素，為維他命A源。冬至時吃南瓜，意味補充冬天的維他命。

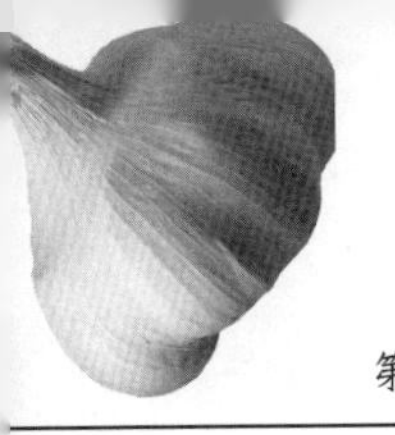

【材料】（四人份）

南瓜半個（約八〇〇公克）、大蒜兩片、鹽一小匙、胡椒、炸油。

【作法】

①以湯匙去南瓜子，切成寬三公分、厚一公分的塊狀。

②炸油加熱至一七五度，放入南瓜炸至表面稍微黃色為止。

③炸南瓜時，將大蒜切碎。

④將南瓜撈起，留下一大匙炸油，關火，放入大蒜拌炒，爆香，再加入南瓜，撒上鹽、胡椒，關火，整個拌炒，盛盤。

◆麻婆豆腐

【材料】（四人份）

豆腐二塊、絞肉一百公克、蔥一支、大蒜一粒、油四大匙、太白粉二大匙、醬油二大匙、味精一小匙、鹽和辣椒少許。

【作法】

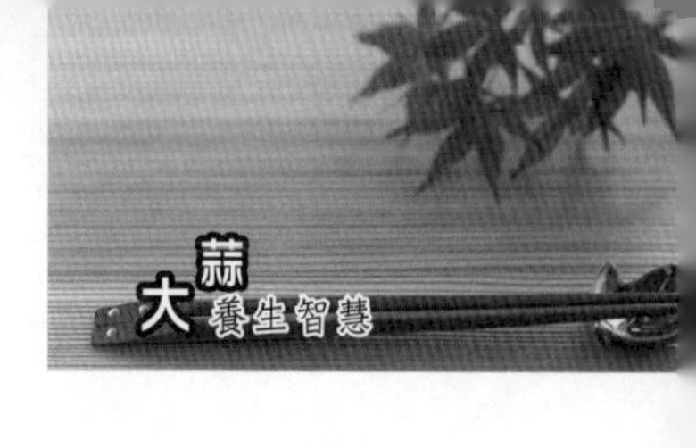

①豆腐切成大約一公分立方的小塊。

②把蔥和大蒜都切成細末備用。

③先熱鍋，加三大匙油。油熱後，放入絞肉，炒熟至肉帶焦黃色。再加入鹽、辣椒（剁成細末狀）。

④加入一杯半的水，煮三~五分鐘後，用水溶太白粉勾芡。最後，再將所剩的油均勻地淋上去。

豆腐是一種鹼性食品，容易消化吸收。同時，含有鈣質和維他命B_1、低卡路里，所以也是一種可以促進美容、健康的食品。豆腐和大蒜很對味，兩者搭配在一起，不但美味且有營養，是一道非常理想的健康食品。

◆大蒜義大利麵

先把水煮滾，炒完大蒜的同時，也將麵煮好，時間掌握恰到好處，食物吃起來才美味。

【材料】（四人份）

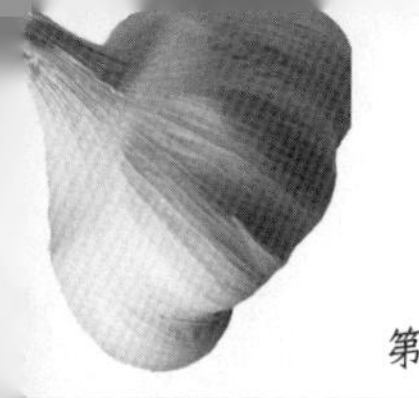

義大利麵四百公克、大蒜三片、紅辣椒一根、鹽、胡椒、橄欖油二大匙（沙拉油也可），但橄欖油較香。

【作法】

①大蒜切碎，紅辣椒去籽切絲。

②油入鍋中加熱，放入紅辣椒迅速拌炒，取出。大蒜炒至黃褐色為止，不要炒焦。

③適量的滾水中放入少許鹽煮義大利麵。

④在②的鍋中放入③充分拌炒，再用鹽、胡椒調味，撒上紅辣椒。

◆蒜薑牛肝

【材料】（二人份）

牛肝一五〇公克、蔥二支、油適量、大蒜一粒、薑三片、醬油二杯、酒一杯、糖一大匙。註：一杯約一八〇ＣＣ。

【作法】

①牛肝切成一口大小的條塊狀。

②蒜與薑磨成末，加入一杯醬油拌勻後，淋到①上攪拌，讓①的牛肝確實入味，備用。

③蔥切成三～四公分的條狀。

④製作調味醬：酒、醬油各一杯，再加一大匙糖後，用小火煮開後即可。

⑤熱過平底鍋後，再放入沙拉油。油熱後，放入②、③，用大火快炒，至②略呈焦黃色即可。

食用時，是將牛肝和蔥，沾調味醬。

不過亦可不用鍋炒，而將牛肝與蔥條串起來，用火烤。然後，沾調味醬食用，另有一番風味。

這是增強體力的典型料理。尤其是肝臟比肉類含有更豐富的維他命A、B_1、B_2，是恢復疲勞，補充體力不可或缺的食物。

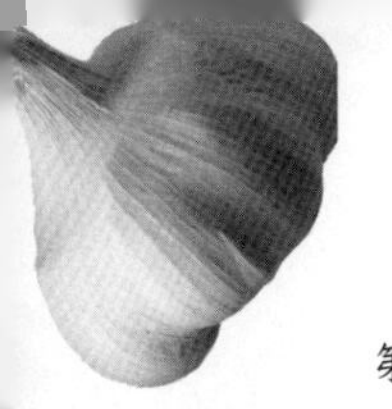

◆蒜香鱈魚

【材料】（二人份）

鱈魚三百公克、大蒜一大粒、洋蔥½粒、太白粉二大匙、調味料A＝薑汁一小匙、酒一小匙、調味料B＝番茄醬二大匙、砂糖二大匙、酒一大匙、醬油二小匙、鹽少許。

【作法】

①鱈魚切成五公分厚的塊狀，用調味料A浸泡。於其上再均勻撒上約一大匙太白粉。

②洋蔥去蒂，切成半月形。大蒜切成細末。

③將調味料B全部放入一大碗中，攪拌均勻。

④熱油鍋至一八〇度，炸①的鱈魚塊。

⑤另鍋熱二大匙油，先炒香洋蔥，蒜末再加入③煮熟，然後將剩餘的太白粉溶於水勾芡。最後，再將④的魚塊放入，拌勻後，熄火起鍋。

如果，想讓此道料理看起來更為美觀，則可在其上撒放一些煮熟的青豆。

◆乾燒蝦仁

【材料】

蝦仁一百公克、大蒜（剁碎）二小匙、薑末一大匙、豆瓣醬一大匙、番茄醬七十五ＣＣ、酒釀三大匙、調味料Ａ＝酒一大匙、鹽一小匙、糖一小匙、味精½小匙。

另：蔥末一杯、水溶太白粉三大匙、白醋一大匙、鹽少許。

【作法】

①蝦仁洗淨瀝乾，加一小匙太白粉拌勻。

②起油鍋至約一四〇度（中溫），炸①至蝦仁變色，馬上撈出。

③另鍋熱四大匙油，小火炒蒜、薑、豆瓣醬、番茄醬，再加入酒釀，至香味出來後，加入四百ＣＣ高湯和②的蝦仁。

④③煮開後，加入調味料Ａ和蔥末、鹽，並用太白粉勾芡。

⑤④勾芡後，用大火，再加入油二大匙和醋，即刻熄火。

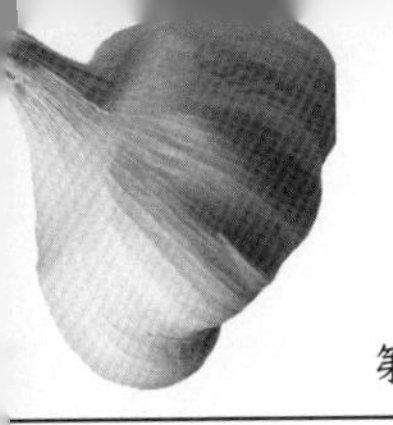

◆**油炸蒜球**

【材料】

大蒜二球、炸油二杯、鹽、胡椒適量。

【作法】

①大蒜去皮，切除較硬的部分。

②鍋中放入大蒜，倒入沙拉油，以可蓋過大蒜的量為止。

③開火，以一五〇度的低溫炸至成黃褐色為止。

④大蒜呈黃褐色後，再加強火力短時間略炸。

⑤撈起大蒜，撒上鹽、胡椒，趁熱吃，整個大蒜一起吃，非常美味。

◆**蘿蔔絲拌麻油**

【材料】

白蘿蔔二五〇公克、大蒜二瓣、麻油適量、鹽、醬油、食醋適量。

【作法】

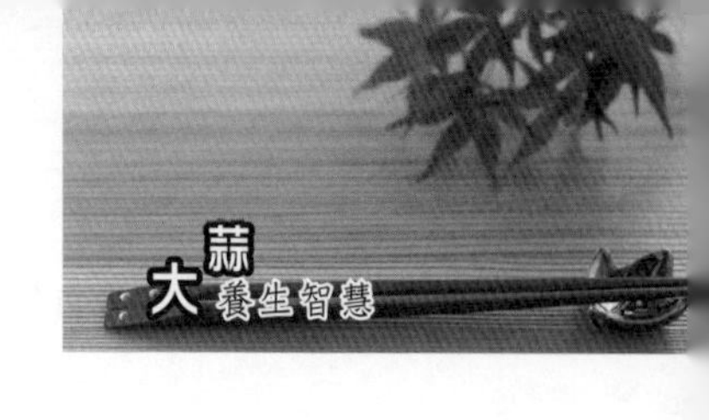

①將大蒜拍鬆切碎，白蘿蔔洗淨去皮，切成細絲。
②待鍋中水煮沸，調入適量鹽，放進蘿蔔絲，燙二～三分鐘後取出放入盤中。
③加入蒜末、醬油、食醋、麻油，拌勻即可服食。
大蒜對脂肪酸和膽固醇的酶起阻止作用，從而減少了脂肪酸和膽固醇的合成；白蘿蔔所含膽鹼物質，能降血脂、降血壓，有利於減肥。

◆蒜香羊肉

【材料】

羊肉（不帶骨）二五〇公克、青椒九公克、蔥九公克、薑五公克、大蒜四公克、香菜九公克、花椒三粒、醬油九公克、精鹽、胡椒麵、辣椒各少許。

【作法】

①羊肉切成一寸五分寬的肉塊，蔥、薑切成片（用一半）。
②在炒勺中放入僅能漫過肉的水量，等水燒開後，倒入肉塊，撇去血沫，再等鍋開後，把肉塊倒入沙鍋內，加進鹽、蔥、薑、蒜片、花椒等在小火上燒，煨約

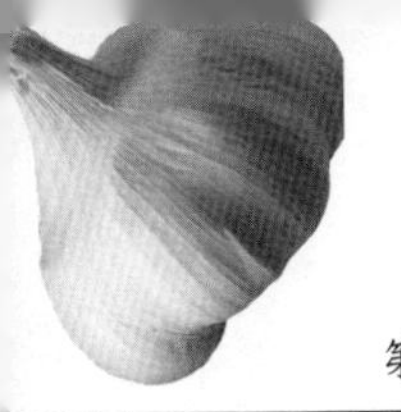

二～三小時即爛。

③在煮肉時，可將剩下的蔥、蒜、薑等連同青椒、香菜末、胡椒麵、辣椒、醬油等調料配成，裝在小碗裏。等肉煮爛後，撈出，醮著配好的作料吃。

◆萵筍拌海哲

【材料】

萵筍三百公克、海哲一百公克、魚腥草一百公克、薑五公克、蔥五公克、大蒜十公克、鹽五公克、醬油十公克、醋五公克、香油五公克。

【作法】

①魚腥草洗淨，放入沙鍋中，煎煮十分鐘，過濾，濾液濃縮備用。

②萵筍去黃葉，剝去皮，洗淨，切細絲，加入鹽二公克，醃清二十分鐘，擠乾水分，待用。

③海哲絲、萵筍絲、薑、蔥、鹽、醬油、醋、麻油放盆中，對入魚腥草汁拌勻，大蒜切丁撒上即可食用。

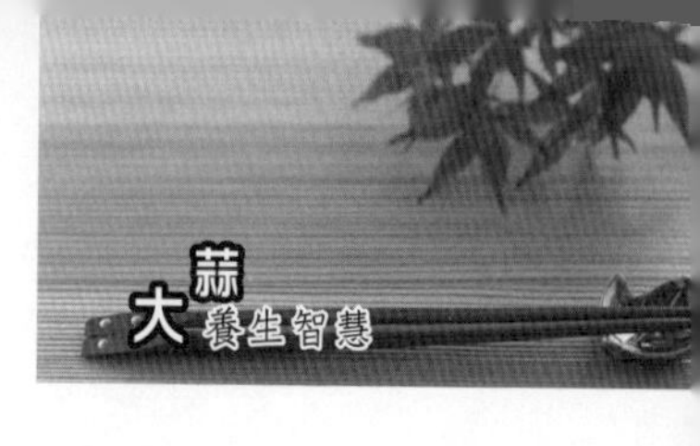

量。

◆蘑菇豆腐湯

【材料】

鮮蘑菇一五〇公克、豆腐四百公克、大蒜一瓣、蔥花、薑片、鹽、麻油各適量。

【作法】

①鮮蘑菇切丁，豆腐沸水燙後切成小薄片，油燒至六成熱，爆香蒜丁、薑末，加入蘑菇丁煸炒，然後倒入清水。

②待沸入豆腐片，調味，再沸，勾薄的透明芡，撒上蔥花，澆上麻油。

◆美味茄泥

【材料】

茄子洗淨一個，大蒜一個，香菜三根。

醬油、米醋、白糖、鹽、麻油適量。

【作法】

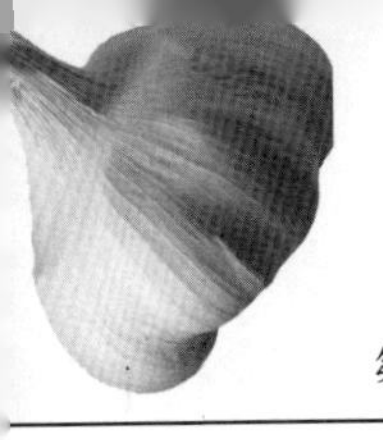

①茄子洗淨，切成長條狀，放在蒸鍋內用旺火蒸熟，取出晾涼。
②香菜洗淨，切成碎末，大蒜搗成泥狀。
③將醬油、米醋、白糖、香菜末、蒜泥、鹽、痲油拌在一起，絞成濃汁。
④將濃汁澆在茄條上，拌勻。

◆大蒜炒飯

【材料】（四人份）
冷飯六碗、大蒜五、六片、醬油一～二大匙、沙拉油四～五大匙、鹽、胡椒。

【作法】
①大蒜去皮，切碎。
②將①放入熱透的鍋中拌炒，全部都沾到油後關小火炒，不要炒焦，然後盛盤。
③在②的鍋中倒入二～三匙的沙拉油，拌炒冷飯。
④用鹽、胡椒調味，沿著鍋邊倒入醬油，最後放入②的大蒜充分拌炒。可依個

人喜好加入洋蔥或青蔥。

◆山藥豆腐湯

【材料】

山藥二百公克，豆腐四百公克、大蒜一瓣，蔥花、醬油、花生油、麻油、鹽適量。

【作法】

①山藥去皮切成片，豆腐用沸水燙後切成丁塊。

②花生油燒至五成熱，爆香蒜茸，倒入山藥片翻炒一會兒，加水適量，待沸，倒入豆腐丁，調味煮沸，撒上蔥花，淋上麻油。

◆大蒜蔥白湯

【材料】

大蒜二五〇公克，蔥白五〇〇公克，冷水二千毫升。

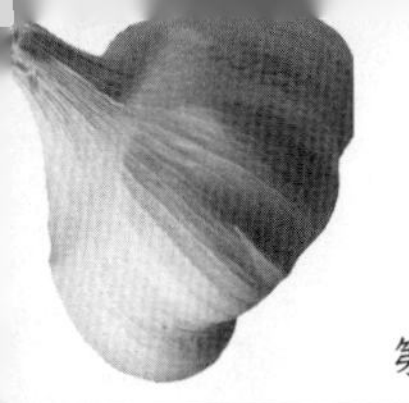

【作法】

①大蒜去皮，砸碎；蔥白洗淨，切段。

②將兩者置入鍋中，加水二千毫升，煮沸十五分鐘即可食用。

◆大蒜湯

湯是西式料理的基本菜色，可以一次做很多，每天加熱，持續一週到十天左右。加入馬鈴薯、洋蔥、胡蘿蔔等蔬菜，用鹽、胡椒調味，可做晚餐的菜式。

【材料】

雞骨（雞架子）一個、大蒜五片、洋蔥與胡蘿蔔等蔬菜屑、芹菜梗。

【作法】

①雞架子略切，拍打後放入滾水中略燙，撈起。

②大鍋中放入水、雞架子、切成四分的大蒜、蔬菜屑，用火煮滾之後，關小火，去除澀液，續煮一小時至濃稠為止。

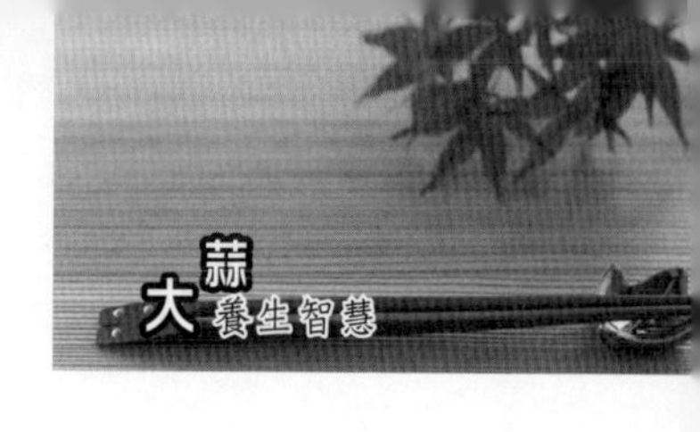

匙。

◆綠豆鴨肉湯

【材料】

老母鴨一五〇〇公克，蒜頭四個，綠豆五十公克，薑片、蔥段各適量，黃酒二匙。

【作法】

①老母鴨宰殺並清洗乾淨，用沸水燙一下，以黃酒抹遍全身。

②將綠豆、蒜頭、蔥段、薑片塞入鴨腹內，以線縫合，置瓷盆中入鍋蒸三～四小時，至鴨肉爛熟離火。

◆肉丸子豆腐湯

【材料】

豬腿肉一五〇公克，嫩豆腐四百公克，雞蛋二個，大蒜三瓣、蔥、洋蔥末、黃酒、胡辣粉、精鹽各適量。

【作法】

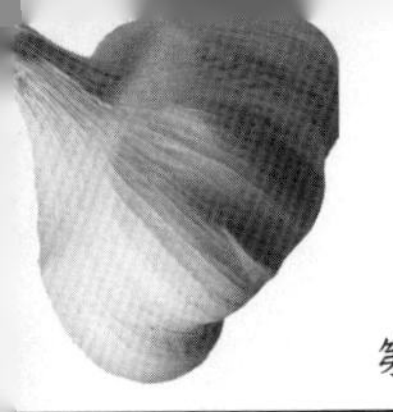

①豬腿肉剁成末，加上豬油炒過的洋蔥末，再加上酒、鹽、胡辣粉、蛋液、生粉攪拌成肉茸，製成肉丸子，用溫油煎黃。

②油爆香蔥，下豆腐丁，加水煮沸，然後再下已煎好的肉丸子燜燒三分鐘，調入適量鹽。

◆核桃枸杞肉丁

【材料】

豬脊肉二百公克，核桃一百公克，枸杞子二十公克，雞蛋清一個，熟豬油五百公克，紹興酒十公克，蒜片五公克，蔥花五公克，薑片五公克，胡椒粉一公克，濕澱粉三十公克。

【作法】

①豬脊肉洗淨，切成一公分厚的塊狀，再畫成交叉花紋，然後改切成丁，放入碗內，加鹽、澱粉、蛋清拌勻。

②用鹽、紹興酒、胡椒麵、濕澱粉同盛於碗內，加鮮湯調滋汁。

③核桃仁用開水浸泡去皮，切成小丁；枸杞子用溫水洗淨。

④核桃肉炸成淺黃色撈起，將油瀝去。

⑤另下油五百公克燒熱，放入肉丁，用竹筷撥散，去滑油，留油少許，放入蔥、蒜、薑炒香，再下核桃肉、枸杞子炒勻，烹入滋汁，炒勻入盤。

◆杜仲腰花

【材料】

杜仲十二公克，豬腰子二五〇公克，蔥五十公克，大蒜十公克，生薑十公克，豆粉二十公克、紹興酒二十五公克，醬油五十公克，醋二公克，食鹽五公克，白糖三公克，花椒一公克，沙拉油一百公克。

【作法】

①豬腰子一剖為二，片去腰臊筋膜，切成腰花；杜仲加清水，熬成濃汁五十毫升。

②薑蔥洗淨，薑切指甲片，蔥切段待用。

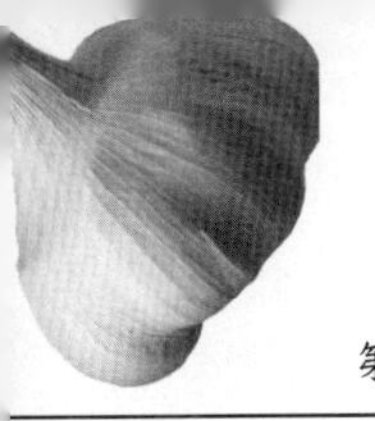

③用杜仲汁一半，加入紹興酒、豆粉各十五公克，食鹽適量，調拌腰花；再以白糖、醋、醬油和豆粉五公克對成滋汁待用。

④鍋置旺火上燒熱，倒入沙拉油，至八成熱時，放入花椒，投入腰花、蔥、薑、蒜，快速炒散，再沿鍋倒入滋汁，翻炒均勻起鍋。

◆大蒜汁

夏天食慾不振，蔬菜汁加上大蒜就可以補充元氣。

【材料】（一人份）

大蒜一片、胡蘿蔔（中）一條、番茄（小）一個、芹菜二分之一條、蘋果一個、檸檬二分之一個。

【作法】

將所有材料去皮，放入榨汁機中榨汁。

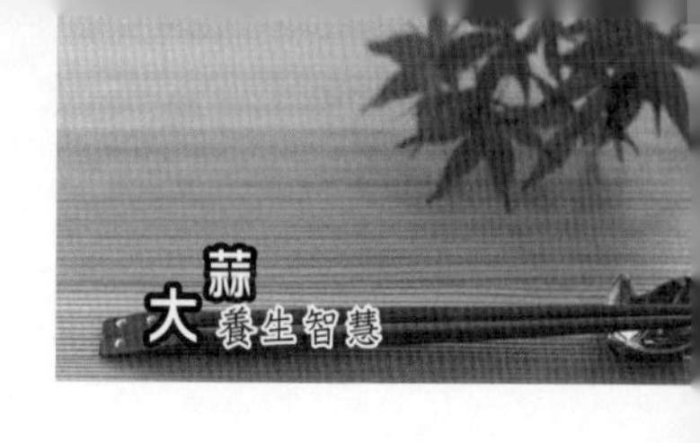

◆大蒜酒

【材料】

大蒜二五〇公克，米酒七二〇公克，精製砂糖二五〇公克。

【作法】

①去掉大蒜外皮，把它切成數片，用水洗後，除去水分，擦乾淨。

②將寬口瓶洗乾淨，去掉水分，然後放入大蒜，再放入米酒、砂糖，用筷子攪拌。

③將瓶子密封，記入製造年、月、日，放在冷暗場所約二、三個月。

④製造時呈麥芽糖色，這樣就可以喝了，不必過濾，大蒜倒入喝也可以。漸漸地麥芽糖色更濃，臭味漸輕。

【功效】

消除疲勞、健胃整腸、發汗、冷感症、失眠症、傷風感冒等。

一天飲用限三十CC，若認為此酒太強，可加入蜂蜜，或加梅酒飲用。

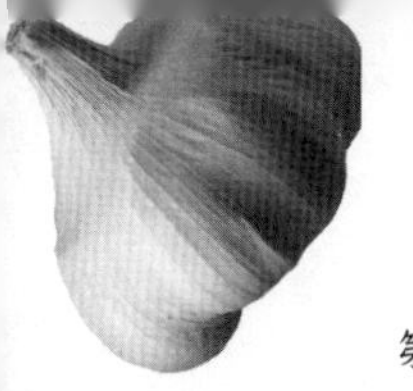

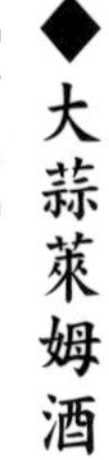

◆大蒜萊姆酒

【材料】

大蒜酒三大匙、萊姆汁二小匙、蘇打水一〇〇CC、萊姆切片一片。

【作法】

大蒜酒混合萊姆汁，倒入冰涼的蘇打水，以萊姆片裝飾即可。

韓國料理

◆參雞湯（四人份）

【材料】

全雞一隻、大蒜四粒、栗子二個、糯米少量、韓國人參四片、黑棗三個。

【作法】

①取出雞的內臟後，將整隻雞洗乾淨。

②將洗好的糯米、大蒜、人參、栗子、黑棗，全部都塞入雞腹中。

③雞腹的開口處，用麻繩或牙籤封好，使裡面的材料不要溢出來。

④把③的雞放入深的鍋子裡，再加水淹浸過整隻雞的程度，用小火燉一個小時。

⑤食用時，可沾胡椒鹽。

◆肉片炒泡菜

【材料】（二人份）

豬肉（切成薄片）二百公克、蔥一支、韓國泡菜一百公克、芝蔴末一小匙。

【作法】

①豬肉片切成三公分大，泡菜和蔥切成三～四公分的長條塊。

②熱鍋後，放一大匙蔴油，炒香豬肉和蔥。然後，再放入泡菜和一點水燜煮。

③②煮熟後，撒上芝蔴末，即可上盤。

韓國泡菜含有天然的乳酸菌，具有整腸作用。但因其具有強烈的辣椒味和大蒜味，所以很難下口，如果能把它和肉類或魚貝類一起調配，則會變得美味爽口。

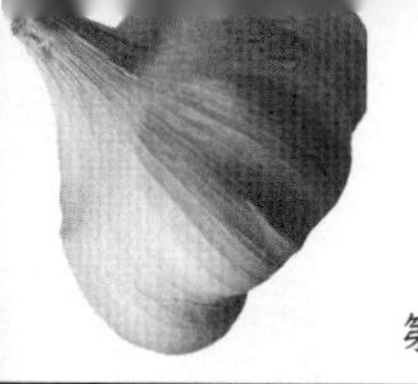

◆春捲蘆筍

【材料】（二人份）

綠色蘆筍六條、條狀乳酪六條、春捲皮六張、大蒜六片。

【作法】

①蘆筍切成五公分的長條，每片大蒜再各縱切成三片。

②在每張春捲皮的中央處，放置蘆筍、乳酪各一條和蒜片三片，然後捲包成圓條狀。最後，用麵粉糊或蛋白封住接縫處。

③熱油鍋至約一四〇～一六〇度，即用中溫的油，炸②至變成金黃色。

這是一道既簡單又富營養價值的料理。此外，乳酪本身帶有鹹味和大蒜本身的蒜味，故食用時可以不用添加任何調味料。

◆海帶拌黃瓜

【材料】（二人份）

裙帶菜（海帶芽）一百公克、小黃瓜一條、芝麻一大匙、豆芽菜五十公克、大

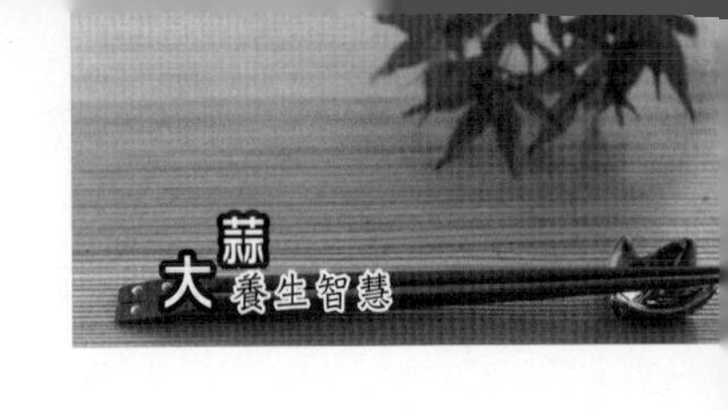

蒜一粒、紅辣椒一條、醬油二大匙、醋和砂糖各一大匙。

【作法】

①裙帶菜用熱開水稍微煮過，瀝乾水分，再切成一～二公分的條狀。

②再用煮過裙帶菜的熱開水，稍微燙煮一下豆芽菜。

③小黃瓜用鹽搓揉後，切成小塊。

④將大蒜和紅辣椒都切成細末。

⑤在④中加入醬油、醋、糖和蔴油少許，拌勻。

⑥最後，把①②⑤和芝蔴放在一起攪拌即成。

這是一道很適合飲酒的下酒菜。以具有治療高血壓和貧血的裙帶菜為主，加上富含維他命E的芝蔴和多種功效的大蒜，也是一道非常好的健康料理。

日本料理

◆蒜蓉雞肝

【材料】（二人份）

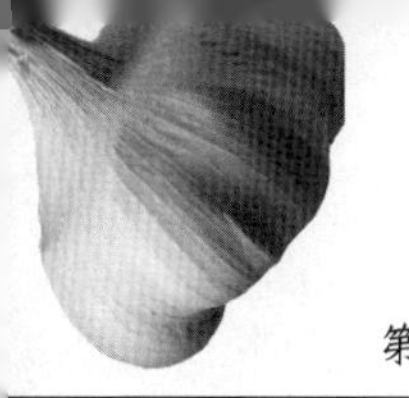

雞肝二百公克、大蒜二粒、薑一小片、辣椒粉少許、糖和酒各一大匙、醬油二大匙。

【作法】

①雞肝洗淨，去其脂肪和血塊，切成拇指般大小，放入加有一小匙鹽的熱開水中煮四～五分鐘，撈出瀝乾備用。

②薑和大蒜各切成細條狀。

③先熱鍋，加入一大匙油，依序炒大蒜、薑和①。然後，加入調味料，燜煮至調味汁快被煮乾後，撒上辣椒粉，拌勻即可。

這道菜保存容易，很適合作為喝啤酒的下酒菜。如要講求美觀，則可再加入青辣椒等有顏色的蔬菜。

◆雪花蓋肉

【材料】（二人份）

里脊肉（豬）一五〇公克、蘿蔔五～六公分長、大蒜一粒、薑一小片、鹽、胡椒各少許。

【作法】

①里脊肉切成厚度大約一公分的塊狀，用刀背輕輕地拍打後，塗上一點胡椒鹽。

②用炭火或平底鍋，把①燒或煎熟，盛上盤。

③將蘿蔔、薑、蒜，都磨成泥醬，淋在②上即成。

里脊肉脂肪含量少，且含有良質的蛋白質和卡路里，是很適合中、高年齡者的食物。此道料理若再配上生菜等，吃起來別有一番風味。

◆蒜味秋刀魚

【材料】（四人份）

秋刀魚三條、大蒜一～二片、太白粉、醬油一大匙、酒一大匙、砂糖一大匙、芝麻油少許。

【作法】

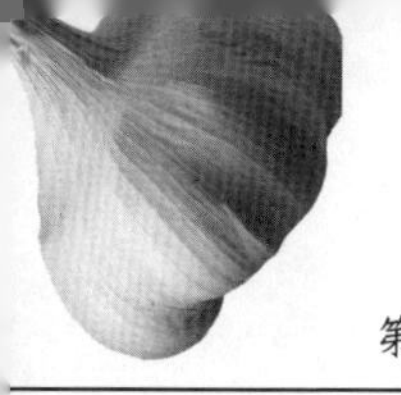

氣。

①秋刀魚去頭，切成四塊，由切口去除內臟，用水洗淨，以紙巾充分擦拭水

②將太白粉撒在①上，拍掉多餘的粉，以一八〇度的熱油炸。

③取出秋刀魚，關火，留下少許炸油在鍋中，放入蒜屑拌炒，爆香之後再開火，放入醬油、酒、水各兩大匙、砂糖一大匙，煮滾後，放入炸過的秋刀魚與調味料一起煮，最後再淋上少許芝麻油。

③的油因混和蒜屑而產生香氣，稱為蒜油或香油。在製作香油時，為了充分產生香氣，要將大蒜切碎，立刻放入油中。做成的蒜油也可以用來做其他的食品，非常方便實用。

◆味噌煮鯖魚

【材料】（四人份）

鯖魚一尾、大蒜一粒、薑一小片、醃漬梅二粒、味噌一大匙、醬油二大匙、酒一大匙、糖一小匙、鹽少許。

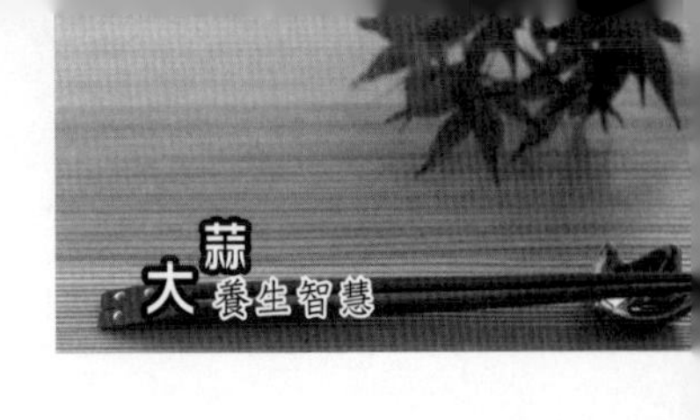

【作法】

①將魚先切開成二片，再各切成四塊。調味料攪拌均勻後，備用。

②薑切成細條狀，大蒜切成薄片。

③將①排好放入鍋，中間放入醃漬梅，上面將②鋪上。最後，放入調味料，蓋上鍋蓋，用大火燜煮。

④③煮沸後，再加入二～三杯水（沿鍋子的邊緣淋入），蓋上鍋蓋，用中火燜熟。

鯖魚又叫鯖花魚，在台灣俗名「花鰱」，略有魚腥味，但味噌和薑能去其味，再加上大蒜，味道更佳。另外，在調理過程中，不要將魚塊翻動，以避免魚皮魚肉脫落。不時用湯匙將魚汁淋到魚塊上，就可以達到使味道滲透的效果。

◆蒜蓉炸豆腐

【材料】（二人份）

豆腐一塊、味噌一大匙、芝蔴少許、大蒜一粒、太白粉⅔杯、酒一大匙、糖½

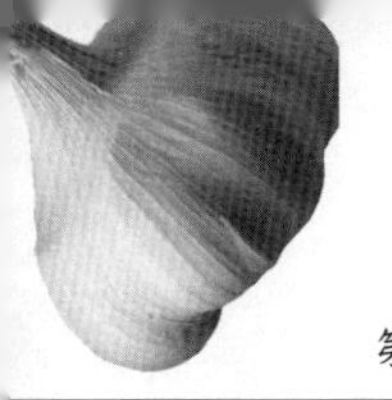

小匙。

【作法】

①將豆腐用紗布包好，上用盤子或類似器具將豆腐內的水分擠出，然後切成六塊。

②大蒜切成細末，放入鍋內略炒一下，再加入味噌、酒、糖攪拌均勻。

③①的豆腐沾上太白粉，用中溫（一四〇～一六〇度）的油炸至變色，再撈出。

④在③的上面澆淋②，再撒上芝蔴。

有血壓問題的人，尤其需要採取吸收良質蛋白質和低鹽的飲食對策。其實，大豆的蛋白質並不比牛肉的蛋白質差。況且，大豆中所含的植物性脂肪，具有排除血中膽固醇的效用。這是一道防止高血壓的好料理。

◆紅紫蘇漬大蒜

具日本風味的醃漬菜。醃漬梅乾時，可使用很多紅紫蘇。也可以用紅紫蘇醃漬大蒜。使用生的紅紫蘇時，與醃漬梅乾的要領相同，紫蘇葉要先洗乾淨，放在簍子瀝乾，以鹽輕輕揉搓，最好使用去除黑水的紅紫蘇。

【材料】

去皮大蒜五百公克、鹽五十公克、水一又二分之一杯、紅紫蘇五十～八十公克（生的紅紫蘇與醋亦可）、醃漬汁＝醋二分之一杯、燒酒（事先煮過）三分之一杯。

【作法】

①將適量的鹽及水煮滾後，冷卻擱置一旁。

②去皮的大蒜浸泡在①中，醃漬十天左右。

③去除②的大蒜水氣，加上醃漬汁，放入紅紫蘇繼續浸泡，有時要攪拌一下才能全體都浸泡到汁液，二週後顏色加深就可以吃了。也可以直接保存。

◆蒜薑魚脯

【材料】（二人份）

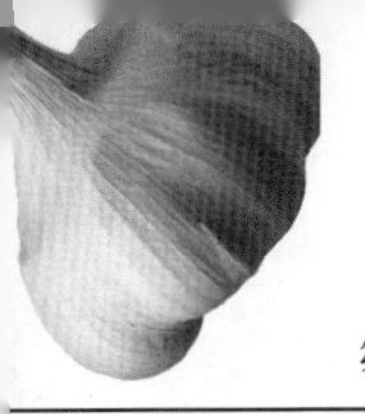

大蒜七～十粒、小魚乾與大蒜同量、醬油一大匙、薑與大蒜同量、酒一大匙、糖一小匙。

【作法】

①薑洗淨，切成細絲。大蒜去皮，剁成粗粒。

②先熱鍋，放一大匙油，依序炒蒜、薑、小魚乾。大約炒一～二分鐘。

③②中加入酒、醬油、糖，改用中火燜煮至調味汁全部被吸收為止。

這是一道既是健康料理，又是下酒的小菜。大蒜具有強壯作用，薑則具有健胃、鎮咳、發汗等藥效，而小魚乾又富含鈣質。要注意的是，薑最好使用老薑，不要剝皮。料理時，更要注意不可燒焦，因為薑的皮含有很多的有效成分和香味。

◆白乾酪牛肉捲

【材料】（四人份）

薄片牛瘦肉二百公克，鬆軟白乾酪七十公克，大蒜½片，山葵泥¼小匙，麵粉適量，蛋汁一個，麵包粉適量，鹽、胡椒各少許。

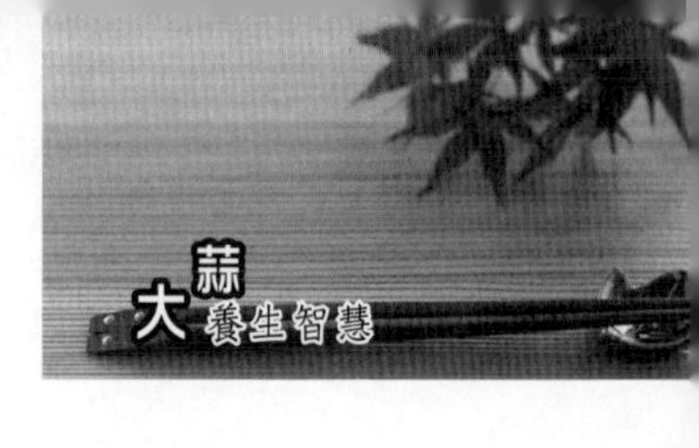

【作法】

①鬆軟白乾酪和蒜屑、山葵泥混合。

②攤開撒上鹽、胡椒的牛肉，中央放入一小匙多的①，包起來。

③將②依序沾麵粉、蛋汁、麵包粉，用中溫的油炸到金黃色為止，對半切開，盛盤。

◆義大利四季豆

【材料】（四人份）

四季豆二百公克，洋蔥一個，西洋芹一根，大蒜二片，番茄（罐頭）含汁三五〇公克，紅辣椒一根，橄欖油四大匙，紅葡萄酒一百CC、A調料（砂糖½小匙，水二百c.c.，湯塊一個，鹽、胡椒各少許）。

【作法】

①四季豆去節，用鹽水煮硬，對半切開。

②洋蔥、西洋芹、大蒜切成碎屑，用紅辣椒、橄欖油一起炒。

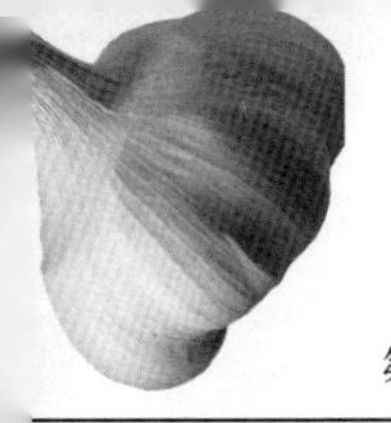

③煮過之後，酒精揮發的紅葡萄酒和A以及搗碎的番茄一起放入②中，充分調拌，用中火煮二十分鐘。

西洋料理

◆奶油雞肉

【材料】（二人份）

雞肉（不帶骨）一五〇公克、大蒜一粒、牛奶一杯、奶油一大匙、洋蔥半粒、生香菇三朵、麵粉二大匙、鹽、胡椒各少許。

【作法】

①雞肉切成小塊，撒上少許的鹽和胡椒。

②大蒜、洋蔥都切成細粒，生香菇切成大約一・五公分大的三角形。

③先熱鍋，放入一大匙沙拉油，依序放入大蒜、洋蔥。約炒二分鐘後，再放入奶油、雞肉、生香菇，再繼續炒二～三分鐘。

④將麵粉均勻地撒入③中，用木杓子慢慢地攪拌，注意不可燒焦，用小火很有

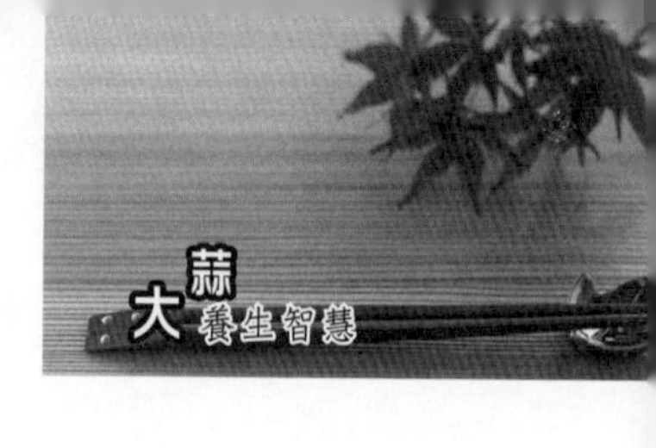

耐心地炒。

⑤④中再加入牛奶，煮至汁成適度黏稠狀後，加鹽和胡椒調味。

⑥將⑤倒入塗有奶油的深盤，再放進烤箱，烤至表面略成焦黃狀態即可。

此道料理中的雞肉、香菇和大蒜，放在一起調理的味道相輔相成，尤其加上烤奶油的味道，令人有百吃不厭的感覺。

◆銀包鳳柳

【材料】（二人份）

雞柳四條、生香菇二朵、奶油二大匙、金菇四公克、大蒜四粒、鋁箔紙二張。

【作法】

①用菜刀將雞柳上的筋剔除後，抹上一點鹽。

②若不能洗淨金菇的根部，則切除之，並分成二份。生香菇的傘柄切除後，切成長條狀。

③大蒜去皮，每粒各切成兩半。

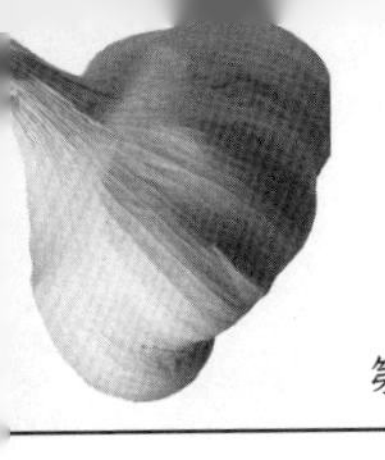

④以上材料各分成二份，放在鋁箔紙上，然後，在材料上放一大匙奶油後包好。

⑤用瓦斯火（小火）或炭火、微波爐烤④。

大蒜具有去除肉類和魚類腥味的作用，同時也能增加清淡的食物美味。雖然，雞柳、金菇、生香菇都是清淡食物，但和大蒜一起包在鋁箔紙內燜烤，味道則相輔相成，美味可口。

◆蒜燒鰈魚

【材料】（二人份）

比目魚中型二尾、大蒜二粒、奶油一大匙。

【作法】

①將比目魚清除魚鱗和內臟，洗淨後在其表面上用刀畫出井字形的切痕。

②在①上抹一點鹽，再沾上麵粉。

③將每粒大蒜各切成四片。先熱鍋，再放一大匙油，炒大蒜至變色後取出。

④在③的油中，再加入奶油。然後，放入比目魚，蓋上鍋蓋燜燒二～三分鐘，將魚翻面，再放入③中的大蒜。

⑤④再燜燒至魚熟即可。

由於比目魚肉質細嫩、味道清淡，很適合病人和老年人。最近，也頗受減肥人士的喜愛。

◆蒜味蛋包

【材料】（二人份）

蛋二個、洋蔥¼粒、牛奶二大匙、大蒜二粒、生香菇二朵、奶油一小匙。調味料＝鹽、胡椒、糖、番茄醬各少許。

【作法】

①大蒜去皮，縱切成二片後，馬上放入已有一小匙油預熱的鍋中炒香。

②大蒜炒香後，蓋上鍋蓋，並熄火。將洋蔥、生香菇切成長條狀，放入鍋中與大蒜一起，再炒至洋蔥和香菇變軟，隨即添加少許的鹽和胡椒盛出。

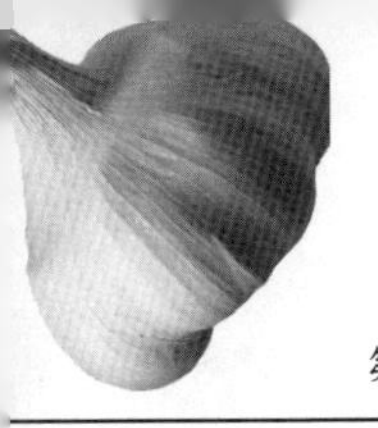

③容器中放入牛奶和一小匙砂糖、少許的鹽，並把蛋倒入，攪拌均勻。

④先熱鍋，放入一小匙奶油，加熱後再倒入③，用大火煎，約隔二十～三十秒後，用筷子大弧度地攪拌。如此，煎出來的蛋會顯得更膨鬆。

⑤④煎好的蛋，覆蓋在②的炒菜上。最後，在蛋的上面再澆淋番茄醬。

這是一道高營養的料理，尤其適合在早上食用。如果怕會留有口臭味，則儘可能不要把蒜頭切開。另外，即使非把蒜頭切開不可時，則切開後馬上放入鍋內快炒，這樣也可以抑止蒜頭味的發散。

◆蒜苗燻肉捲

【材料】（二人份）

蒜苗一五〇公克（約十二～十三枝）、燻肉一百公克

【作法】

①燒一鍋熱開水，加少許的鹽，將蒜苗（其實是蒜花的莖，如沒有材料時，可用整枝長蒜的蒜白代替）燙軟，取出浸過冷水，再取出，去水氣，切成大約四公分

長的長條。

②燻肉切成薄片，肉片上撒些麵粉，放上四～五枝蒜苗，然後捲包起來，並用牙籤串住包口。

③先熱鍋，放入一大匙沙拉油。然後，放入②，略煎一下。

另外，②亦可以放入鍋子裡煎，而直接沾美乃滋食用，也是非常美味可口。

醃漬料理

◆韓國速成泡菜

【材料】（二人份）

大白菜半個、紅蘿蔔一根、鹽漬鮭魚一片、辣椒粉二小匙、蘿蔔約十公分長、蘋果或梨子半個、大蒜一粒。

【作法】

①大白菜洗淨後切成條段，撒上一點鹽，再輕輕地拍白色葉莖的部分。

②蘿蔔、紅蘿蔔皆要去皮，再切成細絲狀。水果則切成薄片。

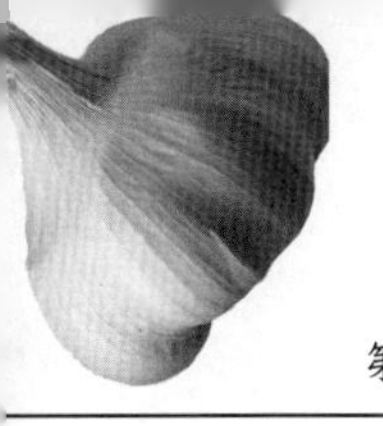

③把②放進①中，然後一起搓揉，使材料中所含的水分滲出。
④大蒜切成薄片。鮭魚去骨，把肉揉散。
⑤將③④和辣椒粉一起放入土鍋或深底容器中，上面用重物覆壓。隔天，即可取出食用。

通常，韓國泡菜最大的特徵是大量使用蒜頭和辣椒。喜歡辛辣料理的人，可隨個人的喜好來增減大蒜和辣椒粉的份量。

◆糖醋蒜球

【材料】（二人份）

大蒜二十～三十粒、醋⅔杯、紅辣椒二條、糖二大匙。

【作法】

①大蒜去皮後，放在蒸鍋內蒸四～五分鐘。
②蒸過的蒜頭取出冷卻後，撒一點鹽，放入容器內，醃一天一夜。
③水⅓杯再加入醋、糖、切碎的辣椒，和顆粒狀的胡椒，用水煮沸後，讓其自

動冷卻。

④③冷卻後，倒入②中，再將瓶罐密封，並放進冰箱裡。約二～三天後，即可取出食用。

大蒜蒸過後，可以消除蒜臭味。另外，利用③的醋水，也可以浸漬小黃瓜、包心菜等。

◆蒜漬花菜

【材料】（二人份）

花椰菜中型一個、青椒二粒、紅蘿蔔一條、大蒜一粒。醃漬汁＝醋一・五杯、糖、水各½杯、鹽、咖哩粉各一大匙、辣椒一條。

【作法】

①花椰菜依其莖柄分叉切成小朵形狀，紅蘿蔔切成大約三公分的條狀，每粒青椒切成四片，籽要去掉。

②燒開一鍋熱水，加入少許的鹽和醋，再依序放入紅蘿蔔、花椰菜、青椒煮熟

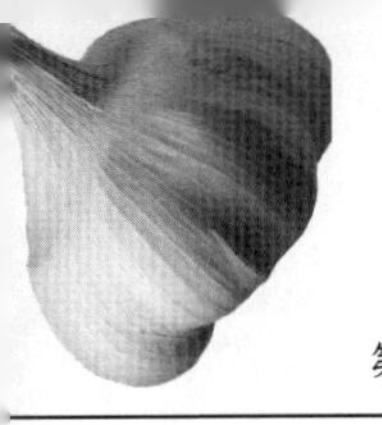

（但不必將菜煮到變軟）。

③將醃漬汁的材料全部放入同一容器內煮沸後，再加入切成薄片的大蒜，然後讓醃漬汁冷卻。

④煮過的蔬菜冷卻後放入瓶內，然後倒入醃漬汁，蓋好封蓋，放入冰箱。一個星期後，即可食用。

等不及的人，第二天就可以將其取出食用，但多放幾天，味道會更好。

◆蜜漬大蒜

【材料】

大蒜、蜂蜜、廣口瓶。

【作法】

①大蒜去皮，每片分開，撒上鹽，擱置一天。

②將①的大蒜放入廣口瓶中，倒入可蓋滿大蒜的蜂蜜。

③放置在陰暗的地方，浸泡一～二個月。

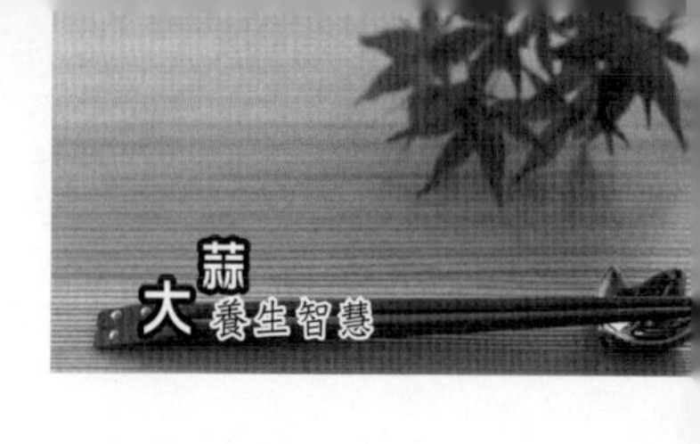

浸泡時間越長、大蒜就越軟。將之搗碎敷面，效果也不錯。

◆醬油蒜

【材料】

大蒜、醬油、醋……等，可依容器大小調整份量。

【作法】

①容器內裝去皮大蒜約至八分滿，再加入醋至可蓋過蒜頭為止，浸泡一個星期。（每天要加以搖動，並讓裡面的蒜頭上下易動。）

②一個星期後，將醋濾掉。取出蒜頭，放入鍋內，加入足可淹泡蒜頭份量的醬油煮沸，然後讓其冷卻。

③將②放入廣口的玻璃瓶內，密閉封口，放在陰暗處保存四～五個月。不過，在一個月後也可食用。

如果在醃漬過程中，發生瓶內發霉的情形，則應每隔十天或半個月將醬油倒出並重新煮沸，待其冷卻後再倒回瓶內。

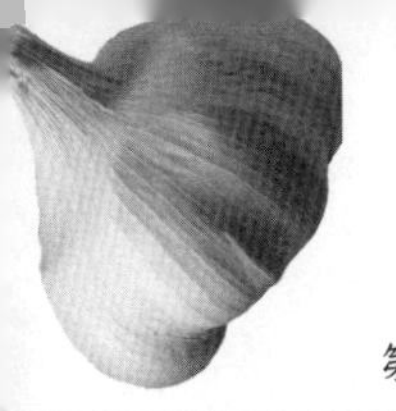

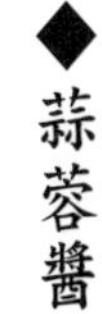

蒜蓉醬

【材料】

大蒜二粒、味噌五大匙、酒一大匙、芝蔴一小匙、紅辣椒二條、糖三大匙、雞湯二大匙。

【作法】

①紅辣椒去籽，與大蒜都切成細末後，用一大匙蔴油炒香。

②將①和味噌、糖、酒、雞湯混合煮沸後，改用小火，並同時攪拌至混合後的材料成稠狀的醬，再加入芝蔴。

③②冷卻後，可以裝瓶保存備用。

蒜蓉醬很適合當做烤肉的沾醬，或配冷豆腐、燙青菜，都別有一番風味。如果，再加上檸檬汁，除蒜香外加一點酸味果香，更是適合燒、烤、炸之類的食物。

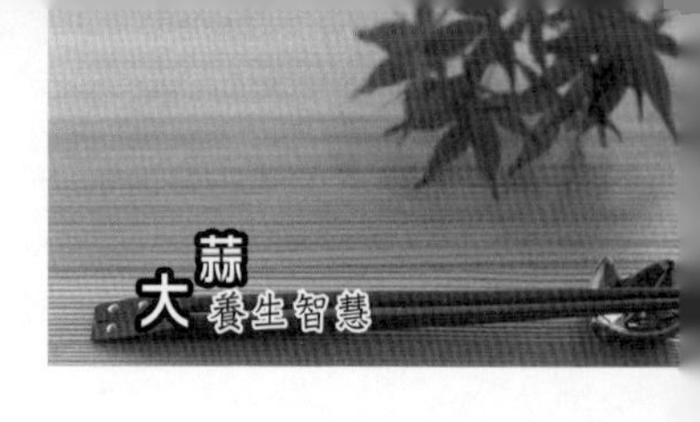

2.藥用法

【感冒】

1.三～四瓣大蒜搗碎後倒入一杯熱牛奶中，攪拌浸泡十～十五分鐘。然後用紗布濾出蒜渣，在三十分鐘內慢慢喝完，一天內飲服三～四杯。

2.大蒜二十公克，蔥白十公克，生薑十公克，水煎溫服。

3.把蒜汁與蜂蜜按一：一的比例調製，一天中服用數次，每次一湯匙（睡前服用必須用水送服）。

4.蒜頭搗爛取汁，加冷開水十倍滴鼻。

5.大蒜五十公克，牛奶四百公克，清水一五〇公克混和煮沸，大概煮三～五分鐘，待水蒸發掉，只剩下牛奶的黏液將液體過濾，再加入少許蜂蜜即可服用，有極佳療效。

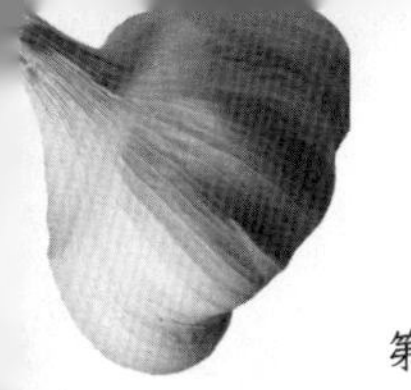

【牙痛】

1.將大蒜搗成泥，敷在酸痛的牙齒及牙齦上，用手按壓幾分鐘。

2.用獨蒜煨熟，切小，熨痛處。

【咳嗽】

1.用一粒大蒜，拍碎後加水，蓋上蓋子蒸十五分鐘後喝蒜水，能暖肺、止咳。

2.用生大蒜一瓣，剝去皮，切成細末，用匙送至咽部，以唾液攪和咽下（忌用開水送服），日服二～三次，能消除喉部奇癢。

【喘息氣塞】

用獨蒜頭二枚，削去兩頭，塞鼻中。左患塞右，右患塞左。待口中有膿血出，立刻見效。

【腹瀉】

1.大蒜十公克搗爛，米醋十公克，加入紅糖，用溫開水沖服。

2.小兒腹瀉時，用生大蒜一粒連皮一起小火燒烤，待皮焦黑，內軟熟無辣味時，趁熱去皮，吃蒜肉。

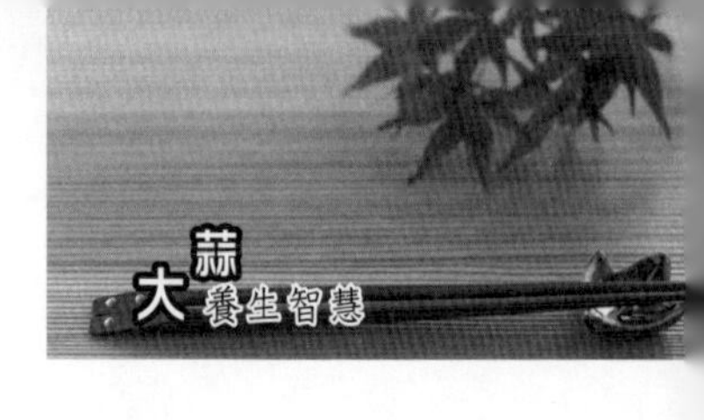

【打嗝】

也就是呃逆時，將大蒜去皮後放在口中嚼爛，輕者不必嚥下，即可見效，重者嚥下蒜汁，呃逆也可以止住。

【喉痹】

用大蒜塞耳鼻中。一天換兩次。

【鼻子出血】

用蒜頭六十公克，搗爛敷足心。右鼻孔出血敷右足心，左鼻孔出血敷左足心，兩鼻孔都出血敷兩足心，當足心有灼熱感時鼻血即止。

【鼻炎、鼻塞】

1. 將大蒜剁碎，放入一個小瓶內，經常將小瓶口對著鼻子，蒜味刺激後能緩解鼻塞。堅持每天嗅幾次，能治療鼻炎。

2. 取適量大蒜，去皮後搗爛取汁。以蒜汁滴鼻，每天三次，可治鼻塞。

【高血壓】

1. 大蒜三瓣，海帶五十公克。把大蒜搗爛拌海帶絲，加入香油、醋和鹽。

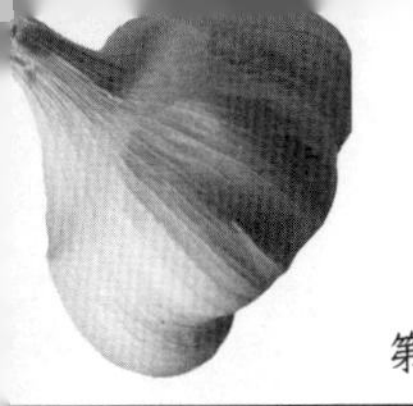

2.每天早晨空服糖醋大蒜一～二瓣，並飲醋汁，服十～十五天能使血壓持久地下降。

3.在一公升滾水或肉湯中，放入一球剝皮的大蒜（小片集合成一塊），煮到湯汁剩下一半為止。每天飲用三杯，沒有限定時間，但分三次服用。

4.將二片大蒜搓碎，加入三大匙食用油，塗抹於足底，可使血壓下降。

【急性胃腸炎】

1.大蒜六公克去皮，食鹽適量一起搗爛，用溫開水沖服，一天一～二次，連服數天。

2.大蒜去皮適量搗爛，敷臍孔及足心湧泉穴。

3.大蒜三至五瓣，搗爛後開水送服或取獨頭蒜以炭火燒熟，每次服三公克。

4.大蒜數瓣，搗爛成泥，加好醋一杯，調勻服下，每天二～三次，療效立現。

【肺結核】

1.紫皮蒜頭三十公克去皮，白芨粉三公克，先將紫皮蒜頭放入沸水中煮一分鐘撈出（以半生為度），再取米三十公克放入蒜水中煮成粥，然後將蒜和白芨粉放入

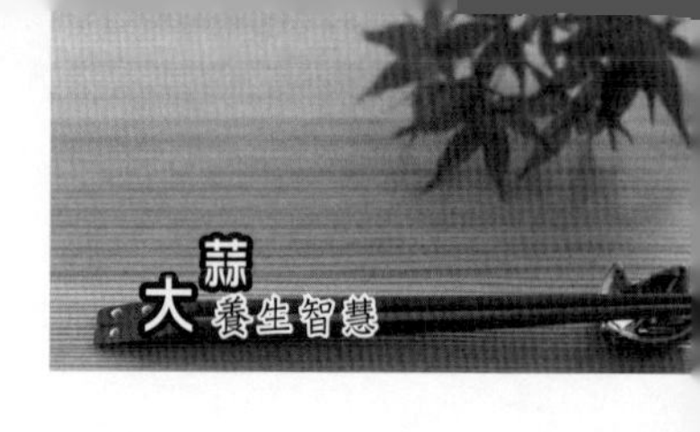

粥裡，飯後服用，每天一次。

2.每天吃蒜頭四～五瓣，連吃一百天。

【肝硬化】

每天用花生油煮蒜頭適量作菜吃。連吃二～三個月。

【水腫】

1.大蒜二十公克，花生三十公克，冬瓜五十公克，加水煮熟食之。

2.用大蒜、田螺、車前子等分，熬膏，攤貼臍中，水從小便排出。數天即可癒。

【便秘】

1.每天堅持吃幾瓣生大蒜，幾天後大便即可變軟，易於排出。

2.用獨蒜燒熟。去皮，棉裹，乘熱放在下部，自可通順。

【痢疾】

1.大蒜一頭去皮搗碎，加入白糖，用溫開水送服，每天三次。

2.生大蒜頭三～五瓣，搗爛後用開水送服。

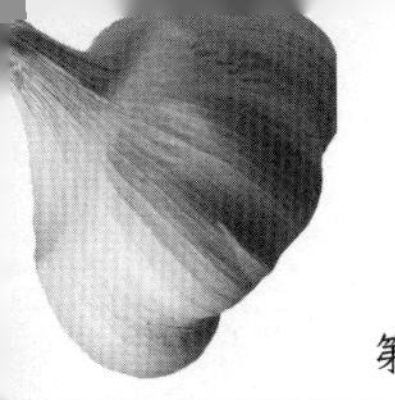

3.用一〇%大蒜浸液一百CC，保留灌湯，每天一次，連用六天。

【腸毒下血】

用獨蒜煨過；搗爛和黃連末做成丸子。每天用米湯送服。

【痔瘡】

1.將一片大蒜縱剖成三，鋪在烤熱的小石頭上，用紗布包住，貼於患部。

2.將蒜頭加熱或榨汁，其漿液以淨水稀釋五倍，將紗布浸泡其中，用此紗布敷於患部，有殺菌止痛效果。

【背瘡】

用大蒜十個、淡豉半公合、乳香一錢，研細。瘡上先鋪濕紙，紙上鋪藥一層，厚約二分。艾灸百壯左右，痛灸至癢，癢灸至痛。

【香港腳】

將加熱後磨成漿液的蒜頭汁，塗在香港腳患部，約一毫米的厚度，大約五分鐘後會感覺灼熱，即開始發揮療效。大約一至二小時後，可將大蒜漿液洗淨。

【牛皮癬、腳癬】

1.將大蒜、韭菜各五十公克，搗成泥狀，稍烘熱後，用力塗擦牛皮癬患處，每天二次。

2.大蒜八瓣、花椒十五粒。先將花椒炒焦，輾壓成粉後與大蒜搗成糊狀。將患處用溫水洗淨，將上述糊狀物敷在患處，用滅菌紗布包紮，隔日換藥一次。敷藥後，個別患者創面有少許淡黃色滲出液，並伴微痛，這是正常反應。該方對水泡型、趾間糜爛型、鱗屑型腳癬均有效果，輕者用藥二～三次可癒，重者用藥堅持一～二個月。

【祛除老人斑】

選大瓣紫皮大蒜一個切開，醮上唾液少許後，貼於老年斑上，做方向不定的反覆摩擦，每次以局部正常皮膚充血發紅或稍有痛感為度，每天三～五次。如能堅持數天，皮膚逐漸變平，顏色明顯變淡，如不仔細觀察，與正皮膚無明顯差別。

【腳肚轉筋】

用大蒜擦足心，令熱即安。同時以冷水送食瓣。

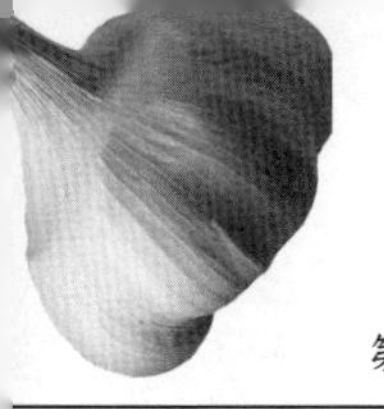

【刀傷】

將紗布以蒜頭研成的漿液浸濕，裹在傷口上，再將傷口包紮起來，既能殺菌，又能止痛。

【雞眼】

用蒜頭、蔥白各適量搗爛如泥，加入醋酸少許調勻（在臨用前配製）。患處消毒，用手術刀或利刀割除雞眼表面粗糙角質膜（以不出血或剛出血為合適）；然後在淡鹽水中浸泡二十分鐘，使真皮軟化，抹乾後取蒜泥塞滿切口，用紗布固定，每天或隔天換藥，一般五～七天可癒。

【毒蟲咬傷】

及時將大蒜剁碎成泥敷於傷口處，可以減輕毒性反應。

【癰腫瘡毒】

1. 用獨蒜頭三～四個，搗爛，入麻油和研，厚貼腫處，乾後即換，反覆多次功效極佳。

2. 癤瘡初起，紅腫熱痛時，將蒜泥和少許食鹽調勻，敷於患處，每天換二次，

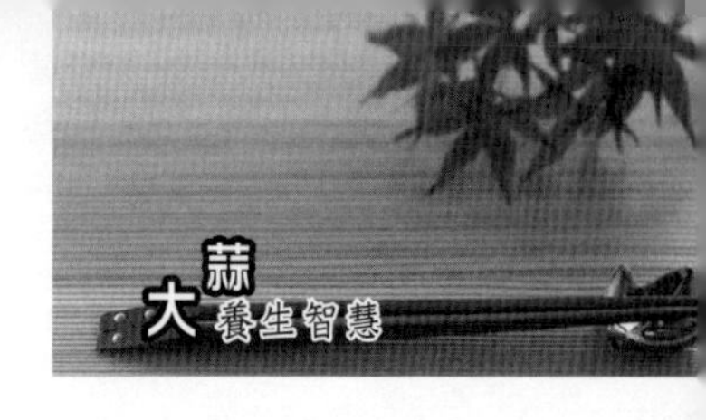

能消腫止痛。

【鉛中毒】

生大蒜六公克，每天服二次。

【食蟹中毒】

用乾大蒜煮汁飲下。

【腮腺炎】

大蒜一個，去皮，搗爛成泥狀，加少許麵粉，用米醋調勻敷於患處，每天三次，三天即可見效。

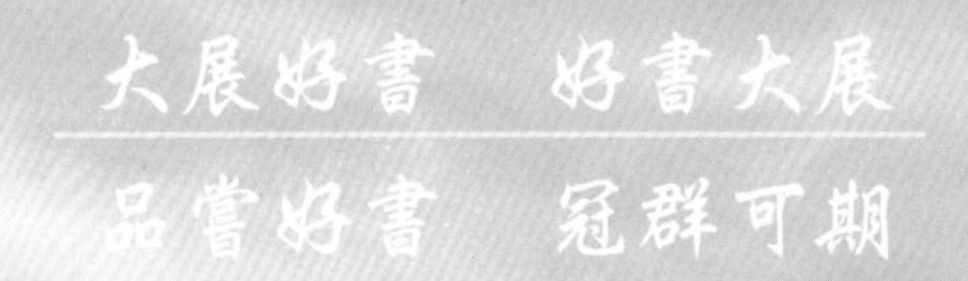
大展好書　好書大展
品嘗好書　冠群可期

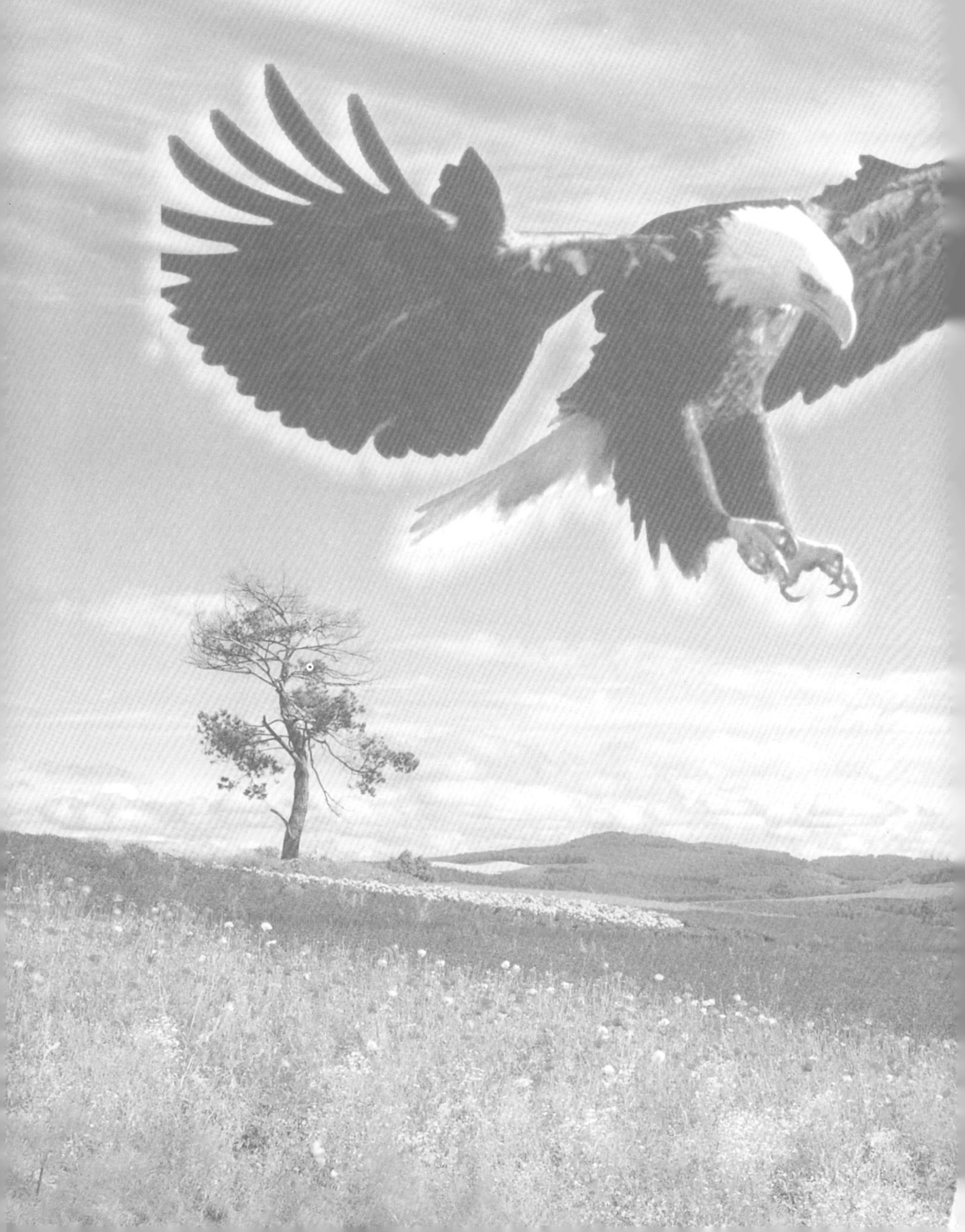